名医が教える新しい目のトリセツ

二本松眼科病院副院長
眼科専門医
平松 類

X-Knowledge

プロローグ

◎一見よさそうだけど目に悪い習慣

ものを見るためには健康な目がなくてはなりません。もしも明日突然、目が見えなくなったら……と想像してみてください。

目が見えなければ、本も読めませんし、テレビも見られません。パソコンもできないですし、スマホの画面も見られません。目が見える人にとって、視覚を失うのは恐ろしいことです。

怖い話から始めて申し訳ありません。最初に怖い話を持ち出したのは、それくらい目は大事であることを認識してほしかったからです。

目が見える人にとっては、ものが見えるのはあたりまえのことでしょう。でもそれは目という臓器が健康であることが前提になります。

体のあらゆる臓器が病気になったり、老化するように、目も病気になりますし、老化も進みます。

とくに目を酷使する生活をしていると、目の病気や老化のリスクが高くなります。現代は多くの人が一日の大半をスマートフォン（以下、スマホ）の画面を見て過ごしている時代ですから、目も相当酷使されています。スマホの見すぎで、目の疲れなどを感じている人も多いのではないでしょうか。

そんな時代だからこそ、少しでも目によい生活をしたいと思っている人は多いと思います。情報化社会といわれる現代は、健康情報もあふれています。ネット検索すれば、「目によい生活習慣」のような情報も簡単に手に入れられます。

でもそれは、本当に正しい情報でしょうか。もしかしたら、フェイク（偽情報）かもしれません。実際、目によい習慣といわれているものは、根拠のないものが多いのです。もしかしたら、あなたもすでに行っているかもしれません。

それらの中には、「一見目によさそうだけど実は目に悪い習慣」というものがいくつかあります。そこで、そうした習慣を10個ほど例にあげてみました。

①テレビをやめて本を読む時間を増やした

テレビを見る時間が長いと、視力が落ちるという人がいます。そこで、目のためにテレビはできるだけ見ないようにして、その代わり読書の時間を増やしたとします。はたしてこれは本当に目によい習慣なのでしょうか？

本を読むほうがテレビより目にやさしいということはありません。むしろ本を読む時間が増えると、近視や老眼が進むというリスクがあります。

逆にテレビを適切な距離で見ているのであれば、それほど目に悪いことはありません。もちろん見ている番組に集中しすぎて、まばたきをしなくなったりすると、目が疲れるなどの症状が出ることはあります。でも目は距離をとって見るほうが基本的にはダメージが少ないのです。

結論として、テレビより読書のほうが目にやさしいと考えるのは間違いです。むしろ読書の時間が長くなって、近くばかりを見るようになると、目を悪くしてしまいます。

②目にやさしい緑色のノートを使っている

ノートに限らず、緑色のものを見ると目によいという人がいます。ネットなどでも、緑色の波長は目への負担が少ないとか、緑は目の緊張をほぐすといったことが書かれているサイトがあります。

しかし、近くにある緑のノートをいくら見ても、目を休めるような効果はまったくありません。

なぜ緑が目によいといわれるようになったのでしょうか？　近くを見る機会が圧倒的に多い現代人にとって、遠くを見ることは目によいことです。外で遠くにあるものを見ようとすると、緑の樹木などを見ることが多いので、そこから短絡的に緑がよいということになったのでしょう。

別に遠くを見るのであれば、緑でなくてもよいのです。ビル街であれば遠くのビルを見ても効果は変わりません。

大事なのは色ではなく、遠くを見ること。遠くを見ることは、目の老化を防ぐ効果があります。

③メガネを外して目を休める

目が疲れたときは、メガネを外したほうが目は休まると思っている人がいます。しかし、メガネを外しても、近くを見ているなら、目はぜんぜん休めていません。

メガネをしていようと、していまいと、目はどこかにピントを合わせようとします。どこにも焦点を合わせないように、ボーッとできればよいのですが、簡単にできることではありません。

それよりは遠くを見たほうが目は休まります。その場合も、メガネを外す必要はありません。

生物としてのヒトの目は遠くを見ることが自然に近い状態です。これに対し、現代人は遠くを見る機会が極めて少なくなっているので、遠くを見る時間を増やすことが目によい習慣になるのです。

④本当に必要なときだけメガネをする

メガネをかけると、近視や老眼が進むから、どうしても必要なときだけメガネをかけるという人がいます。

あるいは、近視になりかけの人は、メガネをつくらないほうが近視の進行を遅らせると思っている人もいるようです。

でも見えにくいならメガネはつくったほうがよいですし、基本的にかけっぱなしのほうが近視は進みません。

遠近両用メガネをかけたほうが近視も進まないというデータがあります。

メガネをつくらない人や、頻繁にかけたり外したりする人は、メガネをかけると目がなまけてしまうと思っているようです。

でもそんなことはありません。むしろ、メガネを外して見えにくいと感じるなら、その弊害のほうが大きいのです。

⑤冷たいタオルで目を冷やす

目が疲れたと感じたときなど、冷たいタオルをまぶたの上に当てると、とても気持ちよいですね。

でも目の疲れを感じたときは、蒸しタオルなどをまぶたに乗せて、温めたほうがよいのです。

もちろん、冷やしたほうがよい場合もあります。それは目をぶつけて腫れたときや、目がかゆいとか、何らかの炎症を起こしているときです。筋肉の痛みなどでもそうですが、炎症を起こしているときは患部を冷やすのが正しい対処法です。

子どもは目をぶつけたりすることが多く、冷やす局面が多いので、そこから冷やしたほうがよいというイメージができたのかもしれません。

なんとなく、「目が疲れた」というような場合なら、目を温めたほうが効果を感じられるでしょう。

⑥帰宅したら手も目もよく洗う

汚い手で目を触るとばい菌が付着することがあるので、帰宅して手を洗うのはよいことです。また手洗いは感染症の予防効果もあります。しかし目まで洗う必要はありません。もちろん、目にゴミが入ってゴロゴロするようなときは洗ってもかまいません。洗い流さないと、ゴミで眼球を傷つけてしまう恐れがあるからです。

ただ花粉症など目のアレルギー症状があり、帰宅後に目を洗うことを習慣にしている人がいますが、これはおすすめしません。

とくに洗眼薬を使うのはやめたほうがよいでしょう。洗眼薬には専用のカップが付属していますが、あのカップが不潔なのです。

何度も使ったカップにはばい菌がついている可能性があります。そんなカップで目を洗うのは、ばい菌を含んだ液で目を洗っているようなもの。まったく意味がありません。それよりは、目薬を点《さ》したほうが目のアレルギー症状には効果があります。

プールに入った後などに目を洗う人もいますが、基本的に目を洗うことをおすすめしないのは、目の表面をうるおしている水（涙）の成分が流れてしまうからです。

この水には目の表面を覆って乾燥を防ぐ油の成分などが含まれています。目を洗うとその油の成分も洗い流されてしまいます。

そして、この成分を再びつくって目の表面を保護できるようになるには時間がかかるのです。目にゴミが入るなど、よっぽどのことがない限り、目は洗ってはいけません。

⑦外出時はサングラスをしている

ＵＶカット機能が付いているサングラスをするのはよいことです。紫外線に当たると、白内障のリスクが高まるので、その予防になります。

ただ、１００円ショップで売っているような安いサングラスには、ＵＶカット機能がついてないものもあります。これでは意味がありません。

また、外から目が見えないような濃いサングラスも注意が必要です。濃いサングラスをしていると、視界が暗くなるので、瞳が開きます。瞳を開いてより多くの光を入れようとするのです。

しかし瞳が開くと、サングラスの外からの反射光が目に入りやすいというデメリットがあります。

ですから、サングラスをするなら、薄い色のＵＶカット機能付きサングラスをおすすめします。

なおメガネをしている人なら、最近は透明なレンズにもＵＶカット機能が付いているものが多いので、それでも紫外線を防ぐ効果は変わりません。

⑧目薬を点したら目をパチパチする

目薬を点している人は多いと思いますが、正しい点し方をしている人は少ないように思います。

例えば目薬を点した後、目をパチパチする人がいますが、これでは涙と一緒に目薬の成分が流れてしまいます。

あるいは目薬の容器を下まぶたにくっつけて点す人もいます。目薬がしっかり目に入りそうな気がするのかもしれませんが、ばい菌が付着して目の感染症を引き起こす危険があります。

もう1つ、量が多いほうが効くと思うのか、1回に2滴も3滴も点す人がいます。目薬は1滴で十分な量になっているので、2滴以上点すと目からあふれてしまいます。

また眼科で処方された目薬であれば、用量を超えてしまうので、まぶたがただれたり、黒ずんでしまうこともあります。


目薬は容器がまぶたに触れないようにして点し、成分が浸透するように、目をしばらく閉じたままにするのが正しい点し方（詳しくは第5章）。緑内障の目薬など眼科で処方された目薬なら、正しい点し方をすることで、薬の効果を最大限に引き出すことができます。

⑨目を押してマッサージする

目が疲れたときなど、まぶたの上から目を押してマッサージする人がいます。これをやると気持ちよく感じるからだと思います。無意識のうちにやっている人が多いのではないでしょうか。

実は目を圧迫すると心拍数が減少します。これを眼球心臓反射（アシュネル反射）といいます。心拍数が下がるので、落ち着いたように感じるのかもしれません。

気持ちよく感じたとしても、目を物理的に圧迫するのは絶対におすすめできません。眼球はとても繊細な臓器なので、圧迫することによってダメージを受けるからです。

同様に、目をこすったり、かいたりするといった行為もしてはいけません。それによって、目の病気が起こるリスクもあります。白内障や網膜剥離《はくり》（いずれも第2章で解説）などの病気を起こすこともあります。

目のまわりのマッサージは有効な場合もありますが、眼球そのものに物理的な刺激を与えることは絶対にしないようにしましょう。

⑩目の調子が悪いときは眼帯をする

目が赤いとか、ゴロゴロするといった症状があると、眼帯をする人がいます。そのほうが目を保護できると思っているのでしょう。

確かに、目を強くぶつけたとか、目の際などが切れて出血したときなど、眼科では眼帯を処方することがあります。

でも医者の指示がないのに、自分の判断で勝手に眼帯をするのは、基本的にやってはいけないことです。

なぜかというと、眼帯をすると、視力が低下してしまうことがあるからです。子どもはとくに顕著で、2~3日眼帯をするだけで、視力はガクンと落ちます。

手や足を骨折して、ギプスをしていると、筋肉量が減って手や足が細くなることがありますが、目も使わないと機能が低下します。

眼帯はドラッグストアに行くと購入できるので、副作用がないと思っているかもしれませんが、そんなことはありません。自分の判断で眼帯をするのはやめましょう。

◎遠くを見る習慣が目を健康にする

一見目によさそうだけど実は目に悪い習慣を10項目ほどあげてみましたが、いかがでしたか？　あなたもやっている項目が1つや2つ、あるのではないでしょうか。

ここで一番お伝えしたかったのは、近くを見ることが圧倒的に多い現代人にとって、遠くを見る機会を増やすことが目の健康にはよいということです。

遠くを見る機会が少ないと、近視の人はよりメガネの度が進みますし、40代以降の人であれば老眼も進むでしょう。

本を読んだり、スマホを見たりするのは、目と対象物との距離が近いので、目に負担がかかります。

それに対して、テレビは遠くを見るので読書やスマホに比べると、目への負担が少ないのです。

ちなみに、よく部屋を暗くして大画面モニターで映画などを見る人がいます。暗いところでテレビを見るのは、一見目に悪そうですが、実は暗くしてテレビを見ると目が悪くなるというデータはありません。

では本はどうでしょう。昔から暗いところで本を読むと目が悪くなるといわれてきたと思います。

でも問題は近くの本を読むことであって、明るさではありません。明るくても暗くても、読書のように近くを見ることを長時間続けるのが問題なのです。

ただし例外もあって、暗いところでは瞳が開くので、目の表面をうるおす水の流れが悪くなることがあります。水の流れが悪くなると、眼圧が上昇するので、緑内障や眼圧が高い人にはよくないのです。

それ以外の人であれば、多少暗いところで本を読んでも、長時間続けなければ、それほど目に影響することはありません。

大事なことは、近くばかりを見ないということ。ときどき遠くを見ることは、目の健康にとってとても大事なことなのです。

◎一生使える目を維持するために

年をとると足腰が弱ってきたり、耳が遠くなったり、認知機能が衰えたりします。これを老化といいますが、そのほとんどは、65歳以上の高齢者と呼ばれる年齢になってから起こります。

それに対して、目の老化はもっと若いときから始まります。もっともわかりやすいのは老眼でしょう。

早い人では40代から、遅い人でも50歳くらいになると、近くが見づらくなる老眼の症状が出てきます。

老眼鏡が手放せなくなると、人は目の老化を実感するようです。さらに最近は、スマホの普及によって、老眼になる年齢が早まっています。

一方、40歳を過ぎると、緑内障をはじめ、視力を失うこともある怖い目の病気が増えてきます。

めんどうなことに、こうした目の病気の多くは相当進行しないと、自覚することができないということです。ですから日頃からのチェックを怠らないことが大切です。

本書は、目の老化を遅らせて、目の病気を早期発見して、一生使える目を維持することを目的に企画されました。

「餅は餅屋」という言葉があるように、目の専門家は眼科医です。この本では、眼科医である私が知っている「本当に正しい目のケア法」を大公開します。

この本を読まれたみなさんが、目に関する不安を一掃し、健康な目を持ち続けることを願っています。

二本松眼科病院副院長　平松　類

目次

第2章 あなたの目はどれくらい見えている？

第3章 ものは目ではなく脳で見ている

第4章 元気な目を取り戻す6つの方法

第5章 目をよくする食事・運動・生活習慣

装丁 田中俊輔
編集協力 福士 斉
編集 加藤紳一郎
本文デザイン 平野智大(マイセンス)
イラスト 小林孝文(アッズーロ)、ガリマツ
印刷 シナノ書籍印刷

第1章

老化は目から始まる

◎目の老化は自覚しやすい

体のなかで目はもっとも早く老化を自覚しやすい臓器です。足腰が弱くなったり、髪の毛が薄くなったり、耳が遠くなったと自覚するようになるのは、60～70代になってからでしょう。

ところが目は、早い人では40代くらいで老いが始まり、近くを見るときに老眼鏡が必要になります。

このくらいの年齢で、低下した機能を補うための道具を必要とする臓器は、体全体を見回しても他にはありません。

こんなに早く道具が必要なほど老化が始まるのが早いのに、昔の人はどうやって生活していたのでしょうか。

メガネは13世紀後半に、イタリアで発明されたといわれています（諸説あります）。でもメガネをかけていたのは、書物を読まなければならないごく一部の人たちだけで、一般庶民には必要なかったと思います。

そもそも人間の目は、手元を長時間見て生活するようには設計されていません。庶民が本を読むようになったのは、せいぜい近世以降で、それ以前は手元を長時間見ることのない文化だったのです。

生物としての人間であれば、手元をそんなに長く見る必要性はありません。狩猟採集時代であれば、遠くの獲物を見つけるなど、遠方を見ることのほうが重要でした。ところが、現代は遠くよりも近くを見る時間が長く、それなしには生活できない時代になってしまいました。

近くを見る時間が長くなればなるほど、目の老化は早まります。逆にいうと、現代人の目の老化が早まっているのは、私たちのライフスタイルの変化によるものなのです。

目に求められる能力値が上昇

もう1つ、手元を見る時間が増えたことにより、現代人は目に求められる能力値が昔よりも上がっています。

能力値とはどういうことでしょうか？　他の臓器、例えば腎臓は血液をろ過する働きをしていますが、その機能が保たれていれば問題ありません。腎機能が正常であれば、今以上に高める必要はないということです。

でも目だけは、昔よりも高い能力を必要とするようになりました。昔より高い視力がないと生活できなくなってきたのです。

例えば視力が0・1の人がいるとします。でも本をほとんど読まない人であれば、メガネをかけなくてもさほど問題はありません。視力0・1でも、農作業のような仕事は問題なくできるのです。

ところが、その人が車の運転をするとしたら、メガネで視力を矯正する必要があります。視力0・1のままで運転したら危険ですし、そもそも免許を取得できません。

目が悪くなっても死ぬことはない

このように現代人は目に求められる能力値が上昇しています。運転しなければならないし、新聞を読まなければならないし、パソコンやスマホも使わなければなりません。

こういう生活が当たり前になったからでしょうか。今は視力が0・8とか0・9くらいでも、よく見えないと訴える人が増えています。

つまり目が昔よりも高い能力を必要とするようになったということ。現代人の目は、昔と同じレベルでは、必要な能力を保てなくなったのです。

以前は、日本でも文字の読めない人がけっこういました。でも生活にほとんど不自由は感じていなかったと思います。

それが現代になると、ほぼ100％の人が文字を読めるようになり、読めないと不自由になってしまいました。

さらにここ数十年は、パソコンやスマホが登場したので、それらのデジタルデバイスを見る必要も出てきました。それだけ現代人は目を酷使しているということです。

とはいえ、視力が低下したからといって命に別状はありません。でも生活はすごく不便になります。

今は電車のなかで、ほとんどの人がスマホの画面に見入っているのが当たり前の光景になりました。そのくらいスマホがないと生活できない人が増えています。逆にいうと、スマホの画面が見づらいだけで不便を感じる時代なのです。

◎老後の趣味は目を使うことばかり

スマホが見づらいと困るのは若い人ばかりではありません。今や高齢者もスマホを使いこなす時代です。

定年退職して、これから好きなことをして生きていこうと思っている人にとって、実は目がよく見えるかどうかはとても重要な問題です。

ソニー生命が行った「シニアの生活意識調査2022」というアンケート調査に「老後の楽しみ」という項目があります。そのベスト5を列挙すると、①旅行、②テレビ／ドラマ、③映画、④グルメ、⑤読書となっています。

これを見ると、目を使う趣味が多いことがわかります。テレビ／ドラマ、映画、読書、は異論ありませんね。

旅行やグルメも一見目と関係なさそうですが、目が悪いと楽しめません。観光地では看板などに書かれた説明文が読めないと、楽しみも半減してしまいます。

グルメもよく見えたほうがおいしく食べられます。というのは、食べものは食材の色が重要だからです。

例えば、白色ライトで見る食べものと、赤などの暖色系ライトで見る食べものでは、後者のほうがおいしく感じられます。

あるいは、器を楽しむのにも目は大事です。小さい器で食べると人は食べる量が少なく、逆に大きな器で食べるとたくさん食べてしまう傾向があります。そのくらい食事と視覚は関係しているのです。

ちなみに、目をつぶって食べると嫌いなものも食べられるといいますが、視覚情報を遮断すると、人間は味を感じにくくなります。

逆にいうと、しっかり見えていたほうが、食べものの味をおいしく感じられるということです。

目の不調は気づきにくい

40歳を過ぎると、老眼だけでなく、視力を失うような怖い病気のリスクが高まります。

しかし、これらの目の病気は気づきにくいのです。

なぜかというと、目が2つあるからです。目は2つあることで、遠近感や立体感を得ることができます。

野生の肉食動物は、遠くから獲物を狙います。獲物を確実に仕留めるには、2つの目による正しい遠近感がなければなりません。

ところが人間の場合、スポーツなどでは遠近感が重要ですが、日常生活においては野生動物のような正確な遠近感を必要としません。

試しに片目をつぶって、目の前の物をとって見てください。ほとんど問題なくとれると思います。

つまり片目がちょっとくらい見えなくても、普通は気付かないということです。片目の視野が少しくらい欠けていたとしても、ほとんどの人は気付きません。半分くらい欠けて、ようやく気付くという人がほとんどです。

視野が欠ける緑内障は、40代くらいから増えてきますが、片目だけ進行した場合は気付きにくいのです。そして、いったん欠けた視野は元には戻らないので、放置すると怖い結果になります。

実は片目が失明していても気付かない患者さんがけっこういます。そのくらい片目だけの不調というのは、気付かないものなのです。

◎目の興奮とリラックス

意思とは無関係に臓器や血管などの働きをコントロールしているのが自律神経です。自律神経には交感神経と副交感神経があって、興奮したり緊張したときには交感神経が優位に、リラックスしたときには副交感神経が優位になっています。

では目の場合はどうなるのでしょうか。目の場合、遠くを見るときは交感神経が優位になり、近くを見るときは副交感神経が優位になります。

狩猟採集をしていた頃の人間を想像してください。遠くの獲物を見つけるときが興奮で、住居にいて近くを見ているときはリラックスです。

一方、明るいところでものを見るときは交感神経が優位に、暗いところでものを見るときは副交感神経が優位になります。

太陽の光に照らされる日中は交感神経が優位になって興奮し、日が沈んで暗くなると副交感神経が優位になってリラックス状態になるわけです。

そこで問題となるのがパソコンやスマホです。先ほど、近くを見るときは副交感神経が優位になるといいましたが、パソコンやスマホの画面は明るいので、体は交感神経を優位にしようとします。

ところがパソコンやスマホの画面は手元の距離にあります。するとどんなことが起こるでしょうか？

手元を見るときはリラックスなのに、明るい画面を見るときは興奮です。つまり自律神経を切り替える2つのスイッチを同時に押すようなことが起こるわけです。

その結果、イライラしたり、顔がほてるといった自律神経失調症のような症状が出てくる人もいます。

コロナ禍で目の老化が進んだ

パソコンやスマホをはじめ、デジタルデバイスを長時間使う生活をしていると、近くを見る時間が長くなることの弊害だけでなく、自律神経の乱れも同時に起こります。

デジタルデバイスの使いすぎというと若い人の問題のように思うかもしれませんが、2020年から始まったコロナ禍では、高齢者のデジタルデバイスの使用が急激に増えてきたといわれています。

どういうことかというと、コロナ禍では重症化リスクの高い高齢者が外出を控えるようになりました。

家にこもった高齢者が何をしているかというと、ネットフリックス（Netflix）やユーチューブ（YouTube）などの動画配信サービスを利用して映画やドラマ、ドキュメンタリーなどを見る人が増えてきたのです。

孫にも物理的に会えなくなったので、ライン（LINE）などのテレビ電話を利用する人も増えました。

その結果、目の老化を一気に進めることになってしまったのです。私の患者さんでも、こういう方はけっこういます。

見づらくなっても脳が補う

前述したように、目の症状は相当悪くならないと気付きません。視野が半分欠けても自覚できない人が珍しくないのです。

最初のうちは、目が疲れるとか、ちょっと見づらいといった症状を感じる人もいますが、見えてはいます。

物理的に見えなくなっているのに、どうしてちゃんと見えているように感じるのでしょうか？

目の中に入った光の情報は、電気信号となって脳に伝えられます。そして脳が映像として認識します。

脳は見づらいものも補って認識します。例えば、多少かすれた文字でも、私たちは読むことができます。これは脳が補っているからです。

視野が欠けても、目のレンズ（水晶体）がにごって見づらくなっても、脳が補っているので、相当悪くならない限りは見えるのです。

逆にいうと、物理的に見えにくくなるほど、脳をたくさん働かせないとものは見えないということです。

脳の負担が過剰になるといってもよいでしょう。その結果、目の疲れだけでなく、頭痛や肩こりといった全身の不調にもつながっていくのです。

目の老化はいつ頃から始まる?

一般に早い人では40代から老眼が始まります。ということは、目の老化は40代から始まると考えてよいのでしょうか?

実は目の老化は20代から始まっています。もっというと、目の働きがもっともよくなるピークは10代後半で、そこから目の機能は少しずつ衰えていきます。

老眼になると本などを手元から遠くに離して見る人がいますね。これは年齢とともに、近点(ものがはっきり見える一番近い距離)がだんだん遠くなってくるからです。

一般に10代後半の近点は8㎝くらいです。それが20代後半になると12㎝、30代で25㎝、そして45歳ぐらいで30㎝になります。

近点が30㎝を超えると、本を遠くに離したり、近視のメガネを外さないと読めなくなるので、老眼鏡が必要だと感じるようになるのです。

実際は目の老化が進んでいるけど、老化が生活に影響を与えるようになるのが40代ということです。

45歳でピントが合う距離が30㎝というのは本などの活字の場合です。スマホの場合は、もっと近くて、20㎝の距離で目はピントを合わせようとします。

つまり若い人でも、スマホを見るときは本よりも近くにピントを合わせないと見づらくなるということです。

そのため、最近は20～30代の人でも老眼鏡をかけないと手元が見づらいという人が出てきています。

前述したように現代は目に求められる能力値が上がってきているといいましたが、これもその1つです。今まで30㎝でよかったのに、スマホの登場によって20㎝までピントを合わせないといけなくとなると、目のピント調節機能はよりパワーを必要とするわけです。

スマホ老眼が増えているのは?

20～30代でスマホが見づらくなる症状は、一般に「スマホ老眼」といわれています。その原因の1つが、前述のようにスマホを見るときの距離が、本よりも近いこと。それだけ

近点は年齢とともに遠くなる

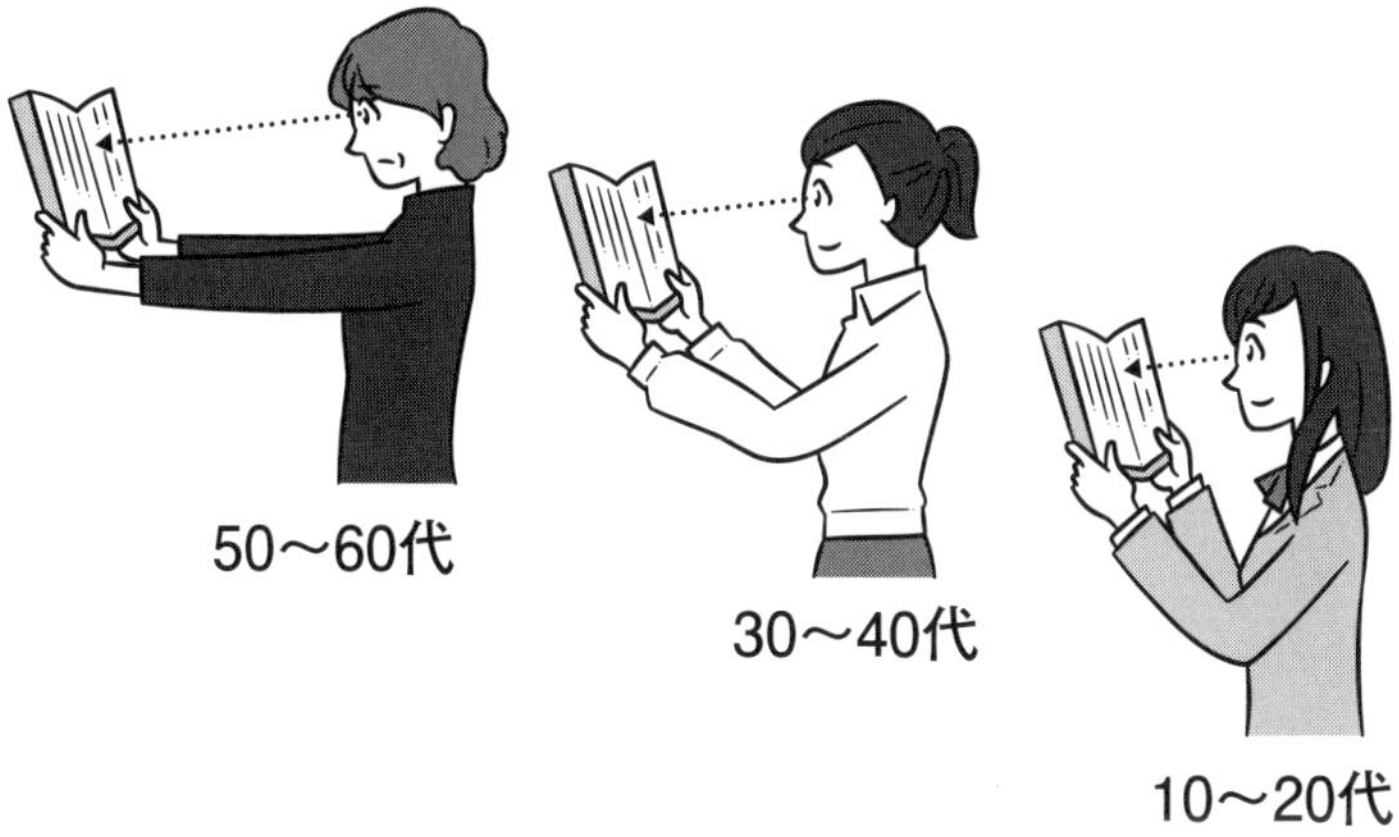

ピント調節のための負担が大きいということです。

もう1つは、その状態でピント調節のための機能を酷使するため、目の毛様体筋という筋肉が疲れてしまうということです。

目のレンズに当たる水晶体は、厚くしたり薄くしたりして、ピント調節をしています。そして、レンズの厚さを変えるのが毛様体筋です。

近くを見るときは、毛様体筋をギュッと緊張させてレンズを厚くします。逆に遠くを見るときは毛様体筋の緊張を解いてレンズを薄くします。

スマホのように、より近くにピントを合わ

せようとする状態が続くと、毛様体筋は麻痺したような状態になり、うまくピント調節ができなくなってしまうのです。

体の筋肉も使いすぎると疲れを感じるように、毛様体筋も使いすぎると疲れてしまいます。目の疲れの原因の1つは毛様体筋の使いすぎによるものです。

この状態になったときは、本来は目を休めればよいのですが、現実として目を休められる人は多くはありません。

その結果、20~30代でも老眼になり、老眼鏡がないとスマホを見ることができない人も出てくるわけです。これがスマホ老眼です。

◎ドライアイで頭痛や肩こりに

目の疲れの原因はいくつかありますが、現代人に多いのがドライアイです。目の表面はつねに油を含んだ水に覆われていて、目を保護しています。この水が蒸発して乾いた状態がドライアイです。

パソコンを使っている人の7~8割はドライアイになっているといわれています。この直接的な原因は、まばたきが少なくなることです。

目の水はまばたきをすることで目の表面に運ばれるので、まばたきの回数が少なくなれば目は乾きやすくなります。

もう1つ、現代の環境がドライアイを招きやすいということもあります。日本のオフィスは気密性が高く乾燥しやすいですね。最近は住宅も同じような環境になっています。

昔の日本家屋はすき間風が入ったりして、あまり乾燥するような環境ではありませんでした。これに対し、最近の住宅は気密性が高くなっています。

さらに気密性の高い住宅では、エアコンなしでは生活できなくなってしまいました。エアコンを使うと部屋が乾燥するので、現代の住環境はとてもドライアイになりやすい環境になっているのです。

ドライアイの初期のうちは、乾燥感があるだけですが、そのうちに乾燥は感じなくなって、ものが見づらいといった症状が出てきます。

また人によっては最初から乾燥を感じない人もいます。目がゴロゴロするとか、目の充血がひどいといった症状から始まり、やがて目が疲れたと感じるようになります。あるいは本を読んでいるうちに、だんだん活字が見づらくなったり、ピントが合いにくくなってくることもあります。

ドライアイが悪化すると、イライラしたり、頭痛や肩こりなどの症状が出てくることもあります。

そのため、女性のドライアイは、更年期障害と間違えられることがあります。私も経験がありますが、更年期障害だと思っていた患者さんが、ひどいドライアイだったということがありました。

目が疲れるもう1つの大きな原因が、ピント調節機能の低下です。前述のスマホの例のように手元を見すぎると、毛様体筋が疲れてピント調節機能が落ちてきます。

あるいは近視の人では、メガネの度が合っていないためピントがうまく調節できず、目が疲れるということもあります。

◎眼精疲労は脳の疲れ

眼精疲労と目の疲れは違うものです。

目の疲れは割合すぐに治ります。スマホの見すぎで目が疲れたのなら、スマホを見るのを1日やめて休めば回復するでしょう。

それが3日も4日も休んでいるのに目の疲れがとれないとか、頭痛や肩こりなどの全身症状がとれないのが眼精疲労です。眼科で眼精疲労と診断されるレベルであれば、少しくらい目を休めても症状は改善しません。

ただ目の疲れが悪化して眼精疲労になるという傾向があるので、目の疲れの段階で早めに対処しておくことは重要です。

目の疲れと眼精疲労の大きな違いは、本当に疲れているのは脳であるということです。見たものを認識するのは脳であるといいましたが、その脳の処理能力がオーバーヒートしたのが眼精疲労だと考えるとわかりやすいでしょう。

読書を長時間した後など、頭が疲れたと感じた経験はないでしょうか？　そんな状態が普段から起こっているのが眼精疲労です。

ドライアイやメガネの度が合わない状態を放置していると、ものを考えるのがおっくうになることがあります。

それは見えにくくなることで、脳がたくさんの処理をしなければならなくなったことが原因です。

まったく見えなければ、脳が疲れることはありません。ところが中途半端に見えると、「この映像をきれいに見えるようにしなければ」といった作業を脳がやらないといけません。その結果、脳が疲労していく。そんなイメージです。

◎目が見えにくいと認知機能も低下

眼科の患者さんの中には、近視のメガネをかけ続けたり、老眼鏡を使うようになると、目がなまけてしまうから、メガネをしないほうがいいのではないか？　と思っている人がけっこういます。

これはプロローグの「本当に必要なときだけメガネをする」と同じこと。見えないのにがまんすると、眼精疲労になって頭痛や肩こりの原因になるだけでなく、危険なこともあります。

例えば段差などで転倒したり、交通事故に遭うリスクがあります。ですから見えないのに、がまんして過ごすのは意味がありません。

また近視のメガネの度が合っていなかったり、老眼なのに老眼鏡をしないでがまんしていると、気力がなくなる人もいます。

高齢者であれば認知機能が低下することもあります。これを私は「逆脳トレ」といっています。

普通の脳トレは、何かを見て脳に刺激を与えるしくみになっています。前述したように、目と脳が関係しているからトレーニングになるわけです。

これに対し、見えない状態を放置しているということは、脳に刺激を与えないことになります。その分、脳を使わなくなるわけです。

それが習慣になると、だんだん見えなくても平気になってきますし、情報も得られなくなるので、認知機能も低下してくるのです。

目が悪いと寝たきりになることも

もともと読書が好きだった人が、高齢になって本を読まなくなると、認知症のリスクが上がるといわれています。

本を読まなくなる原因の1つに、目の老化があります。最初は普通の本を読まなくなり、次に新聞をとるのをやめてしまう傾向があるようです。

テレビも洋画の字幕が読めなくなったり、画面に表示されるさまざまな文字情報が見づらくなってくるので、だんだん見なくなる人がいます。

その結果、脳への刺激が少なくなり、認知機能が衰えていきます。そのまま認知症にまで進行することも少なくありません。


また目が老化すると、転んで骨折しやすくなります。とくに高齢者の骨折で多いのが大腿骨頸部骨折。股関節にある大腿骨頸部と呼ばれる部分が折れてしまうのです。

大腿骨頸部骨折は、寝たきりの大きな原因の1つです。骨折から要介護の状態になったり、認知症になってしまう人もいます。


転倒しやすいのは、単純に周囲がよく見えないこともありますが、白内障の人の場合、階段などの段差に気付きにくいということがあります。

白内障は視力が落ちる病気と思われていますが、初期の段階では視力はそんなに落ちていません。

視力の低下がひどくなる前に、色合いの差がわかりにくくなります。そのため、段差が認識しにくくなる人がいるのです。

具体的にいうと、白内障になると暗いところで青い色が見づらくなってきます。そのためガスコンロの青い火が点いているのに気付かず、そでの長い服に引火するといった事故が起こることもあります。

階段が黒や白・茶色など一色の場合は、段差が見づらくなるので、階段を踏み外してしまうことになります。

ついでにいうと、遠近両用メガネをかけている人も、慣れていないと階段を踏み外すことがあります。

遠近両用メガネは、遠くを見るときはレンズの上のほうでピントが合い、下のほうを見るときは近くにピントが合うようになっています。

階段を下りるときは足元にピントを合わせないと危険なので、あごを引いてレンズの下のほうで見るようにしなければなりません。遠近両用メガネに慣れた人は、この動作が自然にできます。

しかし遠近両用メガネをつけ始めた頃は、レンズの上のほうで見ているにもかかわらず、視線だけ下に向けることがあります。でもそれではよく見えていないので、階段を踏み外して転んでしまうということが起こるのです。

老眼は目薬で治せる？

若い頃、メガネなしで過ごしていた人は、老眼鏡をつけるのを嫌がるようです。近視のメガネをしている人でも、老眼になっているのに遠近両用メガネにしないで、メガネをつけたり外したりしてがんばっている人もいます。

そういう人は、老眼を治す薬があったらいいなと思うのではないでしょうか。実はアメリカでは老眼治療薬（点眼薬）が、ＦＤＡ（米国食品医薬品局）で認可されています。日本でも同じ薬が眼科で処方されているのですが、「老眼に効く目薬をください」といっても出してもらえません。

この目薬は、もともと緑内障の薬です。ですから日本人でも緑内障と診断されれば出してもらえる可能性があります。

実は緑内障の目薬を使うと、老眼が改善するのです。そのメカニズムは次のようになります。

眼科で検査を受けるとき、瞳を開く目薬を点された経験があると思います。強い光を当てても瞳が閉じないようにするためです。

これとは逆に、瞳を閉じる目薬もあります。すると角膜（黒目）と虹彩（茶目）の根元が交わる部分（隅角）から目の中を循環している水（房水）が流れるようになり、眼圧が下がります。

緑内障の治療薬は基本的に眼圧を下げる薬ですが、このタイプの目薬は瞳を閉じることによって、眼圧を下げるわけです。

針で開けた小さい穴をのぞいて見ると、焦点が広がるため、老眼の人は見やすくなります。これをピンホール効果といいます。

このタイプの緑内障の目薬を点すと、ピンホール効果が得られるため、老眼も改善するというわけです。

おそらく日本でも、将来的には老眼に処方されるようになるでしょう。ただしそれほど期待するほどのものではありません。現時点では、老眼の症状が今より少しよくなるといった程度です。根本的な解決にはならないのです。

◎手術でも老眼は治せる?

目薬に期待できないとすれば、手術で治すことはできないでしょうか。実は老眼を治す手術は日本でも受けられます。

その1つがレーシックです。一般的には近視の治療法として知られていますが、乱視や老眼のレーシックもあります。

レーシックの基本原理は、目の表面の角膜と呼ばれる部分を削って、屈折率を変えるというものなので、老眼にも応用できるのです。

角膜を削らなくてもすむ眼内コンタクトレンズ(ICL)の手術もあります。これは目の中に人工のレンズを入れるので、角膜を削る必要はありません。

ただしレーシックもICLも保険がきかないので、けっこう治療費がかかります。

白内障の手術でも老眼を治すことができます。白内障の手術では、にごったレンズを取り出して、代わりに人工レンズを入れますが、そのときに多焦点レンズを選べば、近くも遠くも裸眼で見られるようになります。ただしこれも自費診療になります。

保険でできる白内障の手術は単焦点レンズなので、人工レンズを遠くに合わせるか、手元に合わせるかを選択することになります。その場合、遠くに合わせたときは手元を見るメガネが必要になりますし、手元に合わせたときは車の運転など遠くを見るときのメガネが必要になります。

近視は現代人の宿命

現代は近視の人が多い時代です。私自身も近視のメガネをかけていますし、昔に比べると子どもの近視も増えました。

昭和30年代くらいの子どもの遊びといえば、外で遊ぶのが普通だったので、近くを見ることはあまりなかったと思います。それに対して、現代はスマホやゲーム機で遊ぶ時代ですから、近視が増えるのは致し方ないと思います。

この本では、手元を見る時間が長いと目が悪くなるということを繰り返しお話ししていますが、それは手元を見る時間が多くなるほど近視が進行するからです。

近視はメガネをかければ解決すると思っている人も多いと思います。しかし近視の人は目の病気、具体的にいうと緑内障や網膜剥離、網脈絡膜萎縮などのちょっとやっかいな病気のリスクが高くなります。

これらの病気は強度近視になるほどリスクが上がるので、遠くを見る時間を増やして近視の進行をゆるやかにしたほうがよいのです。

ただリスクが上がることは確かなので、近視の人はとくに定期健診が大事です。40歳を超えたら目の健診を受けたほうがよいでしょう。

手元を長く見ることが避けられない現代人にとって、近視は宿命ともいえますが、同じような生活をしているのに近視にならない人もいます。

これは遺伝子や体質の差によるものでしょう。タバコを何十年も吸っていても、まったく健康に問題がない人もいれば、何年か吸っただけでがんになる人がいるように、体質には個人差があります。

そうはいっても、手元を見る機会が圧倒的に多い現代は、近視になりやすい環境であることは間違いありません。

強度近視の人が前述の病気になりやすいのは、眼球の直径（眼軸）が延びるからです。近視になるとピントを結ぶ像が後ろになるため、目の奥のほうにひしゃげてきます。正常な眼球は、『ゲゲゲの鬼太郎』の目玉おやじのような球体です。これに対し、近視が進むとひしゃげてくるのです。

その結果、眼球の奥にある網膜が引っ張られて網膜がはがれる網膜剥離や、前述の隅角（黒目と茶目の根元が交わる部分）も引き伸ばされるので眼圧が上がって緑内障になりやすくなります。

このような病気のリスクを下げるためにも、遠くを見る習慣が大事なのですが、現代ではそうした習慣が明らかに減っています。

その結果、近視が進むだけでなく、毛様体筋の緊張などによって老眼も進みますし、目そのものの老化も進みます。こうした傾向は患者さんを診察していても感じますし、統計でも世界的に明らかになっています。

遠視のほうがやっかい

近視の話が出たので、患者数は少ないのですが、遠視についても少しだけ触れておきましょう。

遠視は遠くにピントが合うと思っている人が多いと思いますが、強い遠視になると近くにも遠くにもピントが合わなくなります。

遠視は生まれながら眼球が小さい人に起こります。そして近くにも遠くにもピントが合わない状態で幼年を過ごすと、眼球そのものが成長しないのです。

そのため、年齢が上がってきても、とくに手元を見るのがつらくなってきます。しかも遠視は近視に比べて矯正しにくいのです。

近視の人から見ると、遠くが見えるからいいじゃないかと思われがちですが、遠視のほうがやっかいな病気です。

メガネは「何を見たいか」を基準にしてつくる

近視にしろ老眼にしろ、見えにくくなったら、メガネをつくるのが基本です。「まだなんとか見えるから」とメガネをつくらずにいると、目をいっそう悪くするだけです。

ただメガネをつくるといっても、いろんな選択肢があります。例えば近視の人が老眼になったのであれば、遠近両用メガネをつくる選択もあるし、近視用のメガネと老眼のメガネを2つつくって、目的に応じて掛け替える選択もあります。

メガネをかけるのが嫌な人には、遠近両用のコンタクトレンズもあります。どれを選ぶかはその人の自由です。


問題はどこにピントを合わせるか、ということです。老眼のメガネをつくろうとしてメガネ屋さんに行くと、何もいわなければ30㎝の距離にピントが合うように度を合わせてくれるでしょう。

前述したように、30㎝というのは本を読む距離です。でもスマホをよく使っている人は30㎝ではキツいので、20㎝に合わせないといけません。

逆にパソコンの場合は40〜50㎝に合わせないと見づらいでしょう。でも標準は30㎝なので、「パソコンに合わせたいんです」といわないと、期待していたものとは別なメガネができてしまいます。メガネをつくるときは、それを伝えることがとても重要です。

◎100円メガネはサンダル

老眼で近くが見づらくなってくると、100円ショップの100円（税抜き）老眼鏡ですまそうとする人がいます。

100円老眼鏡でも、ごく短時間使うなら問題ありません。短時間というのはサンダルを履いてゴミ出しに行くくらいの時間です。

まだ裸眼でもだいたい見える人が、大事な書類にサインをするときだけ老眼鏡をかけるというのなら、100円老眼鏡でもいいかもしれません。

でもサンダル履きでマラソンするとしたら、うまく走れませんし、足が豆だらけになってしまうでしょう。ランニングシューズでないとマラソンはできません。

メガネ屋さんで視力をきちんと測定してつくった老眼鏡と、100円老眼鏡ではそのくらいの違いがあると思ってください。

100円老眼鏡のように、度が正確に合っていないメガネをしょっちゅうしていると、そのたびに目に負担がかかり、目の老化が進んで、老眼もより進行させることになってしまいます。

度数調整ができる老眼鏡というのもあります。テレビCMなどで宣伝していますが、あのような商品はどうなのでしょうか。

これはメガネと目の距離を調整できるダイヤルがついていて、それを回すことで度数が変えられるというもの。確かに度数は変えられるのですが、そもそも度数というのは頻繁に変える必要はありません。

それよりは、メガネ屋さんで、自分にピッタリの度数の老眼鏡をつくったほうがよいと思います。

もう1つ、このタイプの老眼鏡も、100円老眼鏡も、乱視を補整することはできません。きちんとつくれば、乱視の補正もしっかりと行ってくれます。

ルーペは脳が疲れる

テレビCMといえば、ルーペ（拡大鏡）の宣伝もよく目にしますね。有名な俳優が出ていたりして、すごくよく見えそうな宣伝です。

その影響なのか、患者さんから「老眼鏡とルーペのどっちがいいんですか？」と聞かれることがあります。

そもそも老眼鏡とルーペでは使用目的がまったく違います。ルーペの機能は拡大することだけです。

例えば少しぼやけて判別しにくい小さな文字があったとします。これをルーペで拡大して見ると、文字が大きく見えるので、小さいときより判別しやすくなります。

このぼやけた文字を判別する作業は脳で行われます。つまり脳に負担がかかるということです。

トレーニングとしてぼやけたものを短時間見るのはよいのですが、長時間ぼやけたものを見ていると、ぼやけた画像を脳が処理し続けないといけないので、前述した眼精疲労の原因にもなってしまいます。

◎メガネ屋の前に眼科に行こう

このような理由があるので、老眼が気になって老眼鏡をつくろうと思ったら、メガネ屋さんでつくったほうがよいのです。

ただしいきなりメガネ屋さんに行くのはすすめられません。メガネ屋さんの前に眼科に行ってほしいのです。

老眼鏡が必要になる年齢になると、目の病気が進行している可能性があります。とくに何年も眼科に行っていない人は要注意です。

よくあるのは、老眼だと思って眼科を受診したら、実は片目が緑内障で失明寸前だったというケース。実はこのようなケースは珍しくありません。

メガネ屋さんでは目の病気はわかりません。眼科にはメガネの処方せんを書いてもらうために行くのではなく、目に怖い病気が潜んでいないのかを調べてもらうことが目的です。眼科の医者から問題ないといわれてからメガネ屋さんに行くようにしましょう。

見えないままだと思わぬ事故に

目がよく見えないと、本や新聞が読みづらくなったり、日常生活の中で困ることがいろいろ出てきますが、その中には命に関わることもあります。それは危険を察知できなくなるということです。

前に階段を踏み外しやすくなるというお話しをしましたが、もっと危険なのは交通事故です。とくに高齢者は目が見えないことで事故に遭遇することが多いのです。

意外だと思われるかもしれませんが、高齢者の場合、夕方6時ぐらいの時間で、かつ自宅から半径500mぐらいの生活圏内にある広いまっすぐな道で交通事故に遭うことが多いのです。

夕方6時という時間は交通量が多い時間帯です。また少し暗くなってくる時間でもあります。

歩行者は暗いと感じていても、車の運転手はそれほど暗くないと感じています。そのため、運転手は歩行者もそんなに暗さは感じていないと思って、ついスピードを上げてしまうのです。

逆に歩行者は、こんなに暗いのだから、車の運転手は気をつけて走ってくれるだろうと思っています。さらに高齢者は目の老化が進んでいるので、車との距離感や速度を誤ってしまい、危険な状況なのに道を渡ってしまうのです。

距離感や速度を見誤るのは、視野が狭くなっているからです。暗くなると視野が狭くなりますが、その狭い視野の映像を脳が処理するので、どのくらいのスピードで車が走っているのかということも見誤ってしまうのです。

緊張していると「有効視野」が狭くなる

視野という言葉が出てきましたが、この場合の視野というのは、「有効視野」のことをいっています。

視野という言葉は誤解を生みやすいので、ここで視野について詳しく説明しておきましょう。私たちは日常的に視野という言葉をよく使います。

いろんな分野に通じている人のことを「視野が広い」というように、視野は比喩としてもよく使われます。

これに対して、医学的な視野は、目を動かさないで見える範囲のことで、眼科の視野検査などでその範囲を知ることができます。

しかし日常生活においては、視野は一定ではありません。具体的にいうと、緊張した状態だと視野は狭くなり、リラックスしているときには視野は広くなります。これを有効視野といいます。

夕方6時くらいの時間は、薄暗い中でしっかり見ようと緊張するので、有効視野が狭くなります。

さらに高齢になると、普段の有効視野も狭くなってきますし、リラックスしているときの有効視野も若いときより狭くなります。その狭い有効視野が、緊張を強いられる状況になると、もっと狭くなります。

最近、高齢者の運転事故が問題になっていますが、これは有効視野が狭くなることが一因であると考えられます。

夕方の暗い道を運転するため緊張すると、もともと狭い有効視野が、さらに狭くなるので、横から飛び出してきた人に気付かないといったことが起こるのだと思います。

◎気付かずに進行する緑内障

ここからは年齢とともに増えてくる目の病気について簡単に説明していきましょう。まず、これまで何度も出てきた緑内障です。

緑内障は視神経（網膜の情報を脳に伝える神経）が障害されて視野が少しずつ欠けてい

く病気で、日本人の失明原因の第1位となっています。

しかしこれまで述べてきたように、視野が欠損しても脳で補うので、自分ではなかなか気付くことができません。

緑内障は40歳以上で20人に1人、70歳以上では10人に1人がなるとされています。実は後述する白内障のほうが患者数としては多いのですが、悩んでいる人は緑内障のほうが多いと思います。

前述したように、緑内障の目薬は眼圧を下げるものが多いのですが、眼圧が正常であっても緑内障になる人がいます。

海外の人は眼圧が高いことと緑内障はほぼイコールですが、日本人は視神経が弱い人が多いので、眼圧が正常でも緑内障になる人がたくさんいます。

日本人の場合、正常な眼圧の緑内障の人が7割くらいいます。健康診断で眼圧を測るところもありますが、それだけでは3割しか見つけることができません。

メガネをかけても見えない白内障

白内障は目のレンズに当たる水晶体がにごってくる病気です。フランスの印象派の画家、モネが晩年に白内障を患っていたことは有名ですが、かつては失明する人が多かった目の病気です。

それが最近では、白内障の手術が比較的簡単かつ安全にできるようになり、緑内障に比べると深刻な病気ではないように思われるようになってきました。

白内障の手術は、水晶体を人工のレンズに置き換える手術です。この手術をすれば目は元の状態に戻るかというと、実はそうではありません。

老眼の手術のところで述べた、多焦点レンズを使っても、本物のレンズのようにピントを自在に合わせることはできません。

ですから、まだ白内障になっていない人は予防すること、そして白内障になりかけた人は、これ以上進まないようにすることが大事です。その方法については、5章で詳しく説明します。

◎黄斑変性は目の生活習慣病

目の病気で、60歳以上に多いのが黄斑変性（加齢黄斑変性）です。網膜の中心部（黄斑部）に出血やむくみが起こり、視野の中心部が見えづらくなったり、まっすぐな線がゆがんで見えるようになるなどの症状が出ます。さらに進行すると失明することもあります。

黄斑変性は「目の生活習慣病」とよくいわれています。とくに、タバコを吸う人、緑黄食野菜の摂取が少ない人、脂質の摂取が多い人がなりやすいことがわかっています。欧米では失明原因の第1位が黄斑変性ですが、日本人の失明原因では第4位となっています。

現在、70～80代くらいの高齢者は和食が中心の食事をしてきたのでそれほど多くないのですが、60代ぐらいでは和食から洋食にだんだん変わってきた世代なので、最近は黄斑変性の患者さんがどんどん増えているという印象があります。

生活習慣の影響が強いので、黄斑変性は予防したり、進行を遅らせることが可能です。その方法についても、第5章で詳しく説明します。

やせすぎも肥満も目にはよくない

目と栄養は一見無関係のように思われますが、体のあらゆる組織は栄養でできているので、適切な栄養を摂らないと目の病気のリスクも高くなります。

例えば、やせすぎの人は黄斑変性になりやすいことがわかっています。その原因は栄養不足。やせすぎの人は、いわば栄養失調の状態です。近年の研究で、栄養不足で黄斑部が障害されることがわかってきました。

また、やせすぎの人は緑内障や白内障になりやすいという研究もあります。これには、たんぱく質の摂取が関係しているといわれています。

たんぱく質は筋肉の材料として知られていますが、目の組織の材料にもなっています。やせすぎの人は、たんぱく質が不足しないように注意しましょう。

逆に体重が増えすぎると緑内障になりやすいこともわかっています。これはある患者さんの例ですが、体重が１００kg近くのときに眼圧が20以上（正常値は10〜20）あったのが、70kgぐらいに減量したら、眼圧が正常になりました。

肥満になると顔にも脂肪がついて太った顔つきになりますね。目のまわりの余分な脂肪は眼球にも圧力をかけるので、眼圧が上がるのです。

逆にこの例のように、ダイエットして適正な体重まで落とすと、眼圧が下がることがわかっています。

もう1つ、体重が増えると脂質が多いため、血液がドロドロになって血流が悪化しやすくなります。

血流が悪くなると、緑内障や網膜色素変性症（日本人の失明原因第3位）などが悪化しやすいことがわかっています。

近視も血流の低下によって悪化しやすいことがわかっていますし、次章で述べる糖尿病網膜症（日本人の失明原因第2位）も、糖尿病によるドロドロ血液が原因です。

このように、やせすぎも肥満も目の健康にもよくありません。適正な体重をキープするようにしましょう。

コラム1

黄斑変性の治療は眼球への注射

黄斑変性の治療にはレーザーなどもありますが、基本は注射（抗VEGF薬の硝子体内注射）です。

眼球への注射というと怖そうですが、麻酔をするので痛みはありません。

この治療の目的は悪化を食い止めることです。そもそも黄斑変性（加齢黄斑変性）は加齢性の病気なので注射で進行を抑えていても、加齢が進むと悪化する人が少なからずいます。

それでも8～9割の患者さんはこの注射で進行を抑えて現状維持することができます。

一口に抗VEGF薬といっても、効果の高い新しい薬が出てきています。

ただ注射薬1本の値段が3割負担でも数万円と高額なことが難点です。

2～3カ月に1回注射するとしても、かなりの金額になります。年金暮らしの高齢者にはつらい出費になりますね。

治療費の負担がつらい場合、飲み薬のジェネリックに相当するBS（バイオシミラー）という選択もあります。治療費を抑えたい人は、主治医に聞いてみるとよいでしょう。

第2章

あなたの目はどれくらい見えている？

目はどうしてものが見えるのか？

目のものを見るしくみについては、ぼんやり覚えている人もいるかと思いますが、大事なことなので、ざっと説明しておきたいと思います。左ページの図を見ながら、お読みください。

第1章でも述べましたが、目のレンズに当たるのが水晶体、フィルムに当たるのが網膜です。

水晶体に入ってきた光が眼球の奥にある網膜に映し出されます。その光の情報を視神経が電気信号として脳に運び、脳が映像として認識します。

水晶体は毛様体筋（毛様体のなかにある筋肉）によって厚くしたり、薄くしたりして、ピント調節し網膜にクリアな映像が映るようにします。ピントが網膜の手前に合って、遠くがよく見えなくなるのが近視です。

水晶体の前にある瞳孔《どうこう》は、明るいところでは閉じて小さくなり、暗いところでは開いて

目の構造

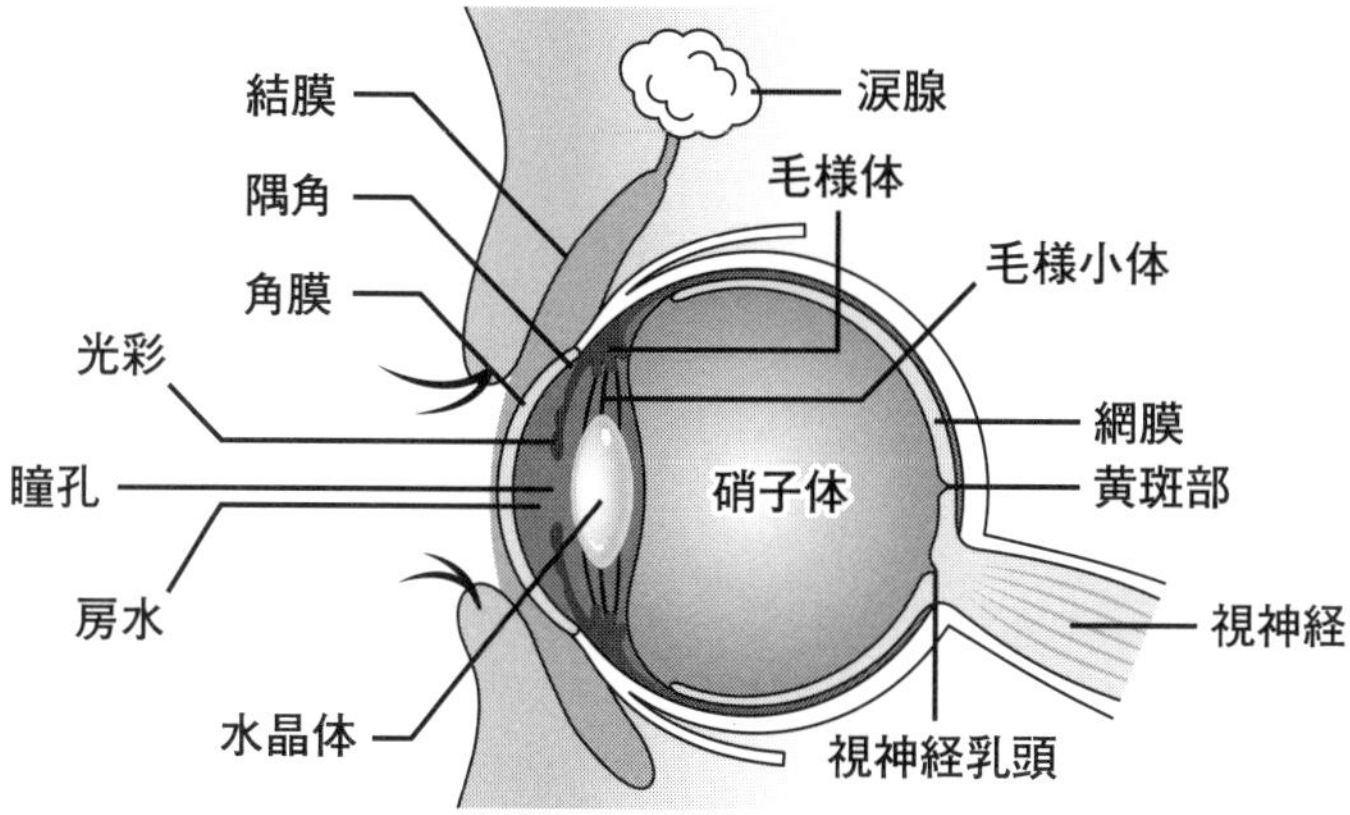

大きくなり、目の中に入る光の量を調節しています。いわゆる黒目の部分で、ここを覆っているのが透明な角膜です。

黒目のまわりが光彩（茶目）で、黒目と茶目の根元が交わる部分を隅角《ぐうかく》といいます。眼球の中は房水《ぼうすい》という水で満たされていて、水晶体や角膜や硝子体《しょうしたい》（透明なゼリー状のもの）といった眼球内の血管のない組織に栄養を与える役割をしています。

毛様体でつくられた房水は隅角から排出されます。

そして房水の出口が狭くなったり詰まったりするなどして房水の流れが悪くなると、眼圧が上昇します。

◎白内障と緑内障と黄斑変性

角膜、瞳孔、水晶体を通った光は硝子体を通って網膜に到達します。きれいな光を網膜に伝えるために、角膜や水晶体、硝子体は透明でなければなりません。

ところが、加齢などによって水晶体がにごってくることがあります。これが白内障です。白内障は、年齢が上がるにつれて患者数が増え、50代では40〜50%、60代では70〜80%、70代で80〜90%、80歳以上ではほぼ100%が発症するといわれています。

白内障は少しずつ進行するので、白内障があるからといって、すぐに手術が必要なわけではありません。

またプロローグでお話ししたように、白内障は紫外線に当たることで発症したり、進行するので、紫外線対策をとることで予防したり、進行を防ぐこともできます。

白内障は光が入るところの障害によって起こりますが、網膜やその先の視神経が障害されて起こるのが黄斑変性と緑内障です。

正常な目と白内障の目

正常

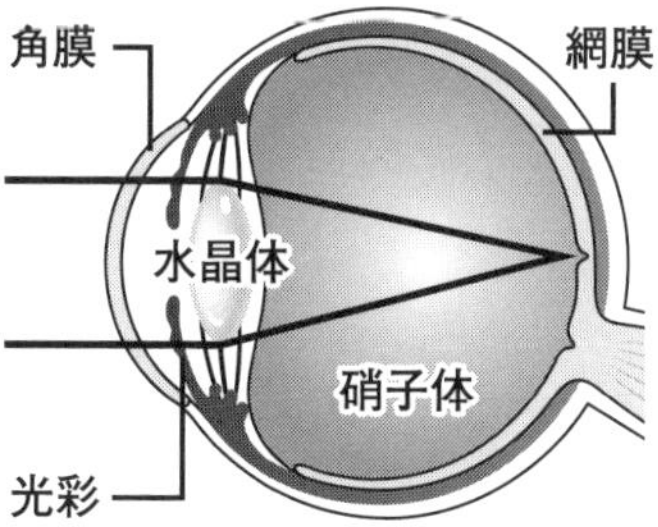

白内障

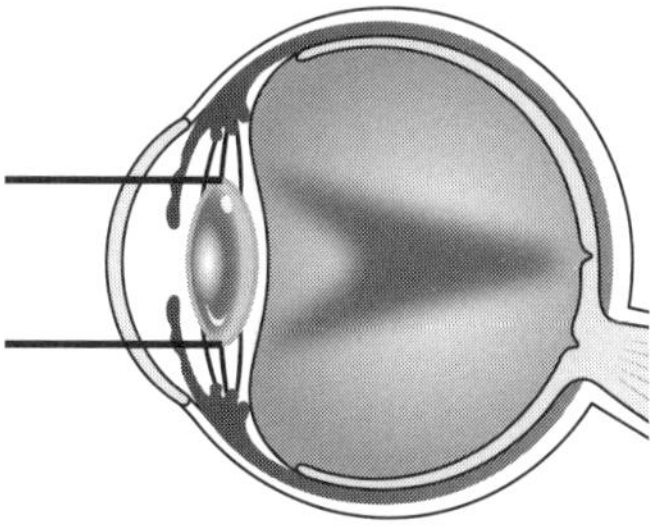

水晶体がにごると光が通りにくくなり、網膜に映る像もぼやけて見えにくくなる

黄斑変性の目（滲出型）

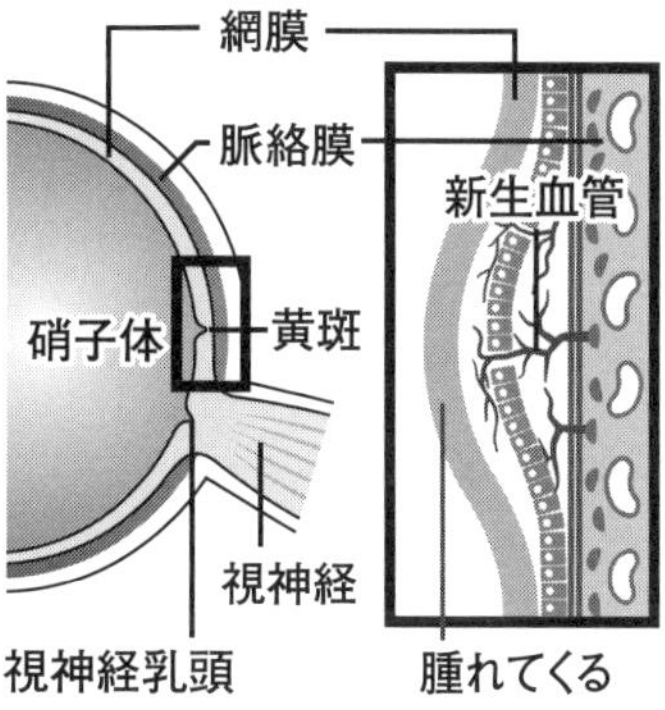

黄斑部の老化により新生血管ができる。新生血管はもろいので出血しやすく、血管が破れたり、血液成分がもれ出して網膜が腫れたりする。その結果、網膜が正しく働かなくなる

緑内障の目

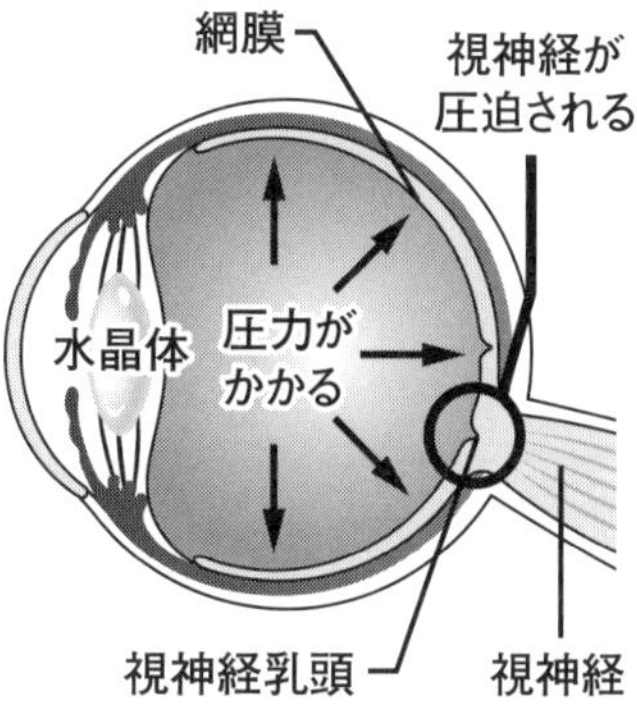

高い眼圧が視神経を圧迫して緑内障を引き起こす。日本人はもともと視神経が弱いので、正常眼圧の範囲内でも視神経にダメージを与えることがある

網膜の中心部を黄斑部といいます。その名のとおり、眼底を見ると黄がかった色で斑点状になっているのがわかります。

黄斑部は実際にものが見えている部分です。ここに新生血管ができ、その血管が破れて出血したり、血液成分がもれ出して腫れるなどして、見えにくくなるのが黄斑変性です。

網膜に映った光は視神経を通じて脳に伝えられます。この視神経が傷ついて視野が狭くなってくるのが緑内障です。

視神経が傷つく原因の1つが眼圧です。眼球の中を満たしている水（房水）は、一定の圧力を保ちながら循環しています。この房水による眼球内の圧力が眼圧です。

眼圧が高くなることによって、視神経はダメージを受け、やがて緑内障の症状が出てきます。

前章で述べたように、日本人は正常眼圧でも緑内障になる人が多いのですが、緑内障の治療としては眼圧を下げるしかありません。そのため緑内障の治療には眼圧を下げる目薬が用いられているのです。

白内障と黄斑変性と緑内障は、加齢とともに起こる人が多い目の病気ですが、目のどの部分が冒されているのか、ご理解いただけたでしょうか。

◎目は唯一外に出ている透明な臓器

人間の体のなかで、唯一透明な臓器が目です。あるいは、唯一血管が見える臓器といってもよいでしょう。

目は透明な臓器ですが、奥にある網膜には血管が張り巡らされています。この血管は目の透明な部分を通して直接見ることができますし、写真に撮ることもできます。

眼科で眼底検査を受けたことはないでしょうか。瞳孔を開く目薬を点した後、目に光を当てて眼底を調べる検査です。

眼底検査は、緑内障や黄斑変性、あるいは糖尿病の合併症で起こる糖尿病網膜症など、眼底に異常が見られる病気の早期発見には欠かせない検査です。

２０２３年度、日本眼科医会が眼底検査の大切さを啓発するために、アニメの『天才バカボン』のパパをキャラクターにしたテレビＣＭ（ＡＣジャパン）を放送しています。

ご覧になった方もいるかもしれません。バカボンのパパが「40歳を過ぎたら、眼底検査を受けるのだ！」と強く訴えているＣＭです。

透明でない臓器を調べるのはなかなか大変です。骨が折れたかどうかを調べるにはレントゲン写真を撮らなければなりませんね。

でも眼底は直接見ることができるので、眼底写真を撮るだけで、目が健康かどうかすぐわかります。

また動脈硬化による高血圧性の網膜の血管がどのように変化しているかもわかります。

視神経を診るＯＣＴは日本の発明

眼科で眼底検査を受けると、網膜の断面の写真を見せてくれることがあります。経験したことはないでしょうか。

これはＯＣＴ（光干渉断層計）といって、網膜の断面を拡大して画像にしたり、網膜の厚さを正確に測定することができます。

眼底カメラによる眼底写真は、網膜の表面しか映りませんが、ＯＣＴは断面が画像化できます。まるでＣＴスキャンみたいですね。

でもCTスキャンは放射線を発しますが、OCTは放射線を一切発しません。それが可能なのは、目が透明な臓器であるからです。

OCTの原理は、光を当てて、どのような波長の光がどのくらい戻ってくるのかを測定して、網膜の厚みを調べます。

黄斑変性に見られる網膜の黄斑部の浮腫（むくみ）や網膜のまわりの視神経の厚みなどもわかるので、今では黄斑変性や緑内障はもちろん、さまざまな目の病気の早期発見に役立っています。

ちなみにOCTの技術は現在、内視鏡を用いた腸の検査などにも使われるようになっています。

もともとOCTは日本の山形大学工学部で研究開発された技術です。ところが実用化して商品化するときに、日本の企業がお金を出すのを渋ったために、アメリカの企業に権利を買われてしまいました。

現在OCTは全世界の眼科はもちろん、大腸がんの検診などにも用いられています。本当は日本発の技術なのに、じつにもったいないことをしたと思います。

OCTでわかる網膜の厚さというのは、マイクロメートル（1㎜の1000分の1）単位のレベルなので、人間の目ではとうてい見ることができません。

それがOCTという技術を用いることによって、「前回よりも網膜が10マイクロメートル薄くなった」といったレベルのことがわかるようになってきたわけです。

それが可能になったのも、目が透明で唯一外から血管を見ることができる臓器だからなのです。

◎眼底写真からアルツハイマー病がわかる

最近では、最新のAI技術を用いて、眼底写真からさまざまな病気を調べようという研究が、グーグルを運営するアルファベットの関連会社によって進められています。

このようなAIの技術を用いると、眼底写真から認知症を発症しているかどうかも調べられるのです。

アルツハイマー病（アルツハイマー型認知症）は、脳にアミロイドβ《ベータ》という物質がたまることで発症するとされています。

実はアミロイドβは網膜にも少し出てくることがわかっています。しかしそれは人間の目で見てもよくわかりません。

しかし、ＡＩであれば眼底写真を解析して、アミロイドβがどのくらい出ているのかを判別することができます。

脳のアミロイドβは見ることができませんが、網膜のアミロイドβは網膜を直接見ることで類推することができるのです。

それによって、眼底写真を撮った患者さんが、認知症になりかけているかどうかがわかるわけです。

このように、目が透明な臓器であることのメリットはさまざまあります。逆にいうと、むきだしの臓器であるがゆえに、光によるダメージをもっとも受けやすいともいえます。

皮膚も紫外線に当たるとダメージを受けるので、紫外線カットの日焼け止めクリームでケアする人がいます。

でも目に入る紫外線予防のためにサングラスをするとか、普段からケアを意識している人は少ないのではないでしょうか。

◎目は脳とつながっている

網膜に映った光は電気信号として視神経を通って脳に伝えられます。そこで、脳が映像として再現するわけです。

そのため、まったく目に問題が起こっていなくても、脳に問題があると見えないということが起こります。

例えば脳出血を起こして両眼を失明してしまった患者さんの例があります。目のほうに問題はありません。白内障や緑内障もなくきれいな目なのですが、失明してしまうことがあります。

脳梗塞は脳の血管が出血して起こります。それによって、脳の機能の一部が失われるのが後遺症です。

後遺症は、脳の血管のどこが出血するかによって決まります。脳の後頭葉の視覚野というところがダメージを受けると、視覚に影響が現れます。そして最悪の場合、見えなくなってしまうことがあるのです。

逆に目に問題があって見えにくくなると、認知機能が低下することもあります。これは目から伝えられる情報量が減ることが原因です。

前述したように高齢になるほど白内障の症状が出てきますが、白内障による見づらさを放置していると、高齢者では認知症になってしまうこともあります。

目のかすみはピント調節機能の低下

年配の人で「目がかすんで見えにくい」と訴える人がいます。「目のかすみ」というのは一般用語で、いろんな意味で使われています。

かすんで見える原因はさまざまで、老眼が進んで手元のピントが合わなくなっているのかもしれませんし、白内障などの目の病気でくっきりと見えづらくなっているのかもしれません。

実際、目がかすむと訴える患者さんで多いのは、眼球に傷がついていたり、白内障や緑内障のことが多いのです。

あるいは、視力低下が進んで見えにくくなっていることを「目のかすみ」といって訴える患者さんもいます。

目のサプリメントで「目のかすみが改善」といった広告を見ることがありますね。あれはどういう症状を表現しているのでしょうか？

サプリメントの販売会社は、手元のピント調節機能の低下のことを「かすみ」と表現していると思います。

実際、目のサプリメントのパッケージを見ると、「手元のピント調節を改善」といった機能性が表示されています。でも広告では「かすみ」などの表現が使われているのです。

かすみというのは、とてもあいまいな表現です。だから、かすみが改善すると表示しておけば、ピント調節機能の低下に悩んでいる人だけでなく、ドライアイや白内障などで見づらくなっている人も購入してくれるかもしれません。

別に消費者をだましているわけではありませんが、サプリメントの販売会社のマーケティング戦略としては、さまざまな消費者層に広く訴えたいのだと思います。

でも白内障の改善を期待して、そのサプリメントを摂っても、白内障には効果がありません。

　機能性表示がある効果に対しては、改善する可能性があるかもしれませんが、過剰な期待はしないようにしましょう。

◎「視力」に関する医者と患者の齟齬

　目が悪くなると「視力が落ちてきた」といいますね。眼科に行ったときも、先生に「視力が落ちてきたんです」と訴える人が多いと思います。

　でもそのことが医者に伝わらないで、モヤっとしたことはありませんか？　実は医者がいっている視力と、患者さんがいっている視力には齟齬があるのです。


　1つは患者さんがいっている視力は、ほとんどが裸眼視力のことであるということです。それに対し、医者がいっている視力は矯正視力。すなわちメガネをかけて見える視力のことをいっています。

　裸眼視力は、日によって異なります。朝はよく見えていたのに、夕方になったら朝より見えなくなったという人もいます。1日のうちでも視力は変化するのです。

体調によっても異なります。例えば、おなかが痛いときに視力を測れば、いつもより見えないと思います。

今日はよく見える、昨日はよく見えなかったなど、裸眼視力では差が出やすいのですが、矯正視力に関してはそれほど差が出ません。そのため眼科医たちは矯正視力を治療の指標にしているのです。

裸眼視力がいくら低下していたとしても、メガネをかけて矯正すればよい。というのが眼科医のスタンスです。

そのため、「先生、視力が落ちたんですよ」と患者さんがいくら訴えても、医者は「いや、視力は落ちていませんよ」という会話が普通に成立します。

もう1つは、患者さんは見えないことの全体を視力といっています。でも医者がいう視力は違います。

例えば、視野が狭くなっている人は、視力1・0あったとしても、歩けなくなる人もいます。すると患者さんは、「視力が落ちて歩けなくなりました」と訴えます。医者にしてみれば、視野狭窄《きょうさく》は何とかしなければなりませんが、視力には問題ないということになるわけです。

◎「視力」と「見るための能力」は別のもの

視力検査では○の一部が切れているところが上下左右のどこであるかを判別しますね。ランドルト環というのですが、あの環の切れ目を判別できる能力だけを医者は視力といっています。

医者がいう視力はそれだけのことをいっていて、見える能力全体のことをいっているのではありません。

ものを見るための能力は、それ以外にもあります。今述べた視野も見るための能力の1つです。

実用視力というものもあります。視力検査の環の切れ目の判別は、一瞬見えればよいのですが、本を読んだりスマホを見ているときは一瞬ではありません。長時間見続けるときの視力です。

この視力は本を読み続けたり、スマホを見続けることによって、だんだん低下します。

この視力を実用視力と言います。実用的に使う視力という意味です。

コントラスト感度も視る力に関わっています。コントラストは明暗の差のことです。視力表は白と黒のはっきりしたコントラストでできています。これに対して、日常生活はそんなにコントラストははっきりしていません。日常生活で見るものは、淡い文字だったり、淡い色だったりしますね。それを見分ける能力がコントラスト感度です。

コントラスト感度が低下するのが白内障の症状の1つです。そのため白内障の患者さんには、コントラスト感度の検査をすることがあります。

それから色覚。色を判別する能力です。色覚多様性（かつての色盲や色弱）といって、特定の色の判別が困難な人がいますが、色の判別もまた見るための能力の1つです。日本人の場合、男性では20人に1人、女性は５００人に1人の割合で、色覚多様性の人がいるとされています。

視野や実用視力、コントラスト感度、色覚……。こうした要素をすべて合わせて見るための能力ができています。そのため「視力はいいけどよく見えない」という表現が成り立つわけです。

◎視力検査の答えは○か×だけ

本書の取材の際、視力検査のとき、よく見えないので適当に答えることがあるけど、それで正確な視力が測れるのか？　という質問を受けました。

それに対する答えは、「それでよい」です。その理由の1つは、医者としてはその程度の情報が得られればよいからです。

医者は視力だけで診断していません。あくまで視力というのは、目の状態を知る判断材料の1つでしかないのです。

もう1つは、適当に答えたものがいくつかあったとしても、データにはなりうるということです。

視力表には、例えば0・1であれば、0・1のランドルト環が5つあります。そして5個のうち3つ正解であれば「見えている」ということになっています。

適当に答えて3つ正解というのは確率的にかなり厳しいですね。もしかして、3つ当たることもありえないことではありませんが、そこまで確率が低いところにこだわってもしかたがありません。

患者さんから、ぼんやりと見えているときは、見えるといったほうがよいのか、見えないといったほうがよいのか？　という質問を受けますが、その場合は「見える」といわなければなりません。

何となく見えているけどぼんやりしてよく見えないから「見えないといっておこう」とか、患者さんが勝手に判断していたら、医者としては正確な診断ができなくなってしまいます。

それこそ、何のために検査しているのかわからなくなってしまうので、ぼんやりとでも見えているのなら、「見える」と答えてよいのです。

患者さんの気持ちとしては、くっきり見えているところまでが視力だと思っているようですが、医者としては環のどこが切れているか認識できればそれでかまいません。

そもそも「はっきり見える」というのは患者さんの主観にすぎません。それを基準にして答えていると、治療に役立つデータにならないのです。

ですから、みなさんが視力検査を受けるときは、見えるかどうかギリギリのところまで答えるようにしてください。

近見視力表は老眼の指標

視力という言葉が、医者と患者で齟齬を生むのは、もう1つ遠くを見る視力と近くを見る視力の違いがあります。

よく患者さんが「私は視力がいい」というときは、遠くを見る視力のことをいっています。眼科の視力検査で調べるのも、この遠くを見る視力です。

これに対して、手元の視力のことを近見《きんけん》視力といいます。近見視力を調べる近見視力表（89ページに掲載）というのがあるのですが、この視力表で0・4を切ると、いわゆる老眼ということになります。

例えば若いときから目がよい人で、若いときの遠くの視力が1・2、手元の視力が0・8あったとします。

それが遠くの視力は1・2のままで、手元の視力が0・6、0・5、0・4と落ちていくのが老眼です。

遠くの視力は若いときと比べて変化がなくても、近見視力は年齢とともに着実に低下していきます。

◎老眼だと思っていたら病気だった

老眼になると遠くは見えるのに、手元が見えなくなります。逆に近視の人は手元が見えていても遠くが見えません。しかしどちらもメガネをかければ見えるので、心配することはありません。

これに対し、手元も遠くも見えにくくなった場合は、目の病気が疑われます。つまり遠くの視力検査（普通に行われている視力検査）の結果と近見視力表による検査結果を比較すれば、病気かどうかがわかるわけです。

ただ近視のメガネをかけている人が見えにくくなった場合、まず病気が疑われるので、眼科では遠くの視力だけで判断することが多いと思います。

近見視力表

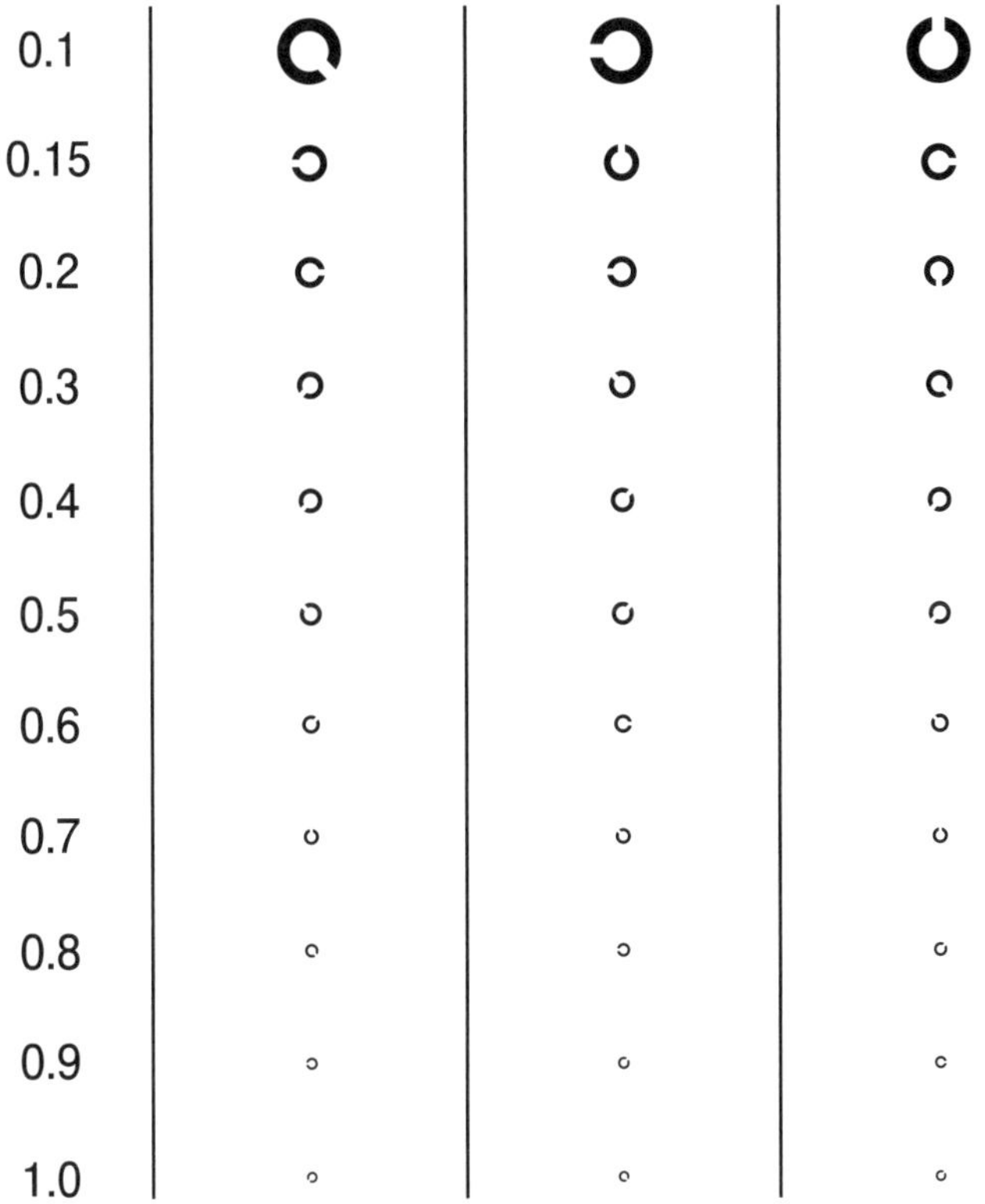

近見視力表は目から30㎝くらい離して使います。○の切れ目がどこまで見えるかをチェック。両目だけでなく、片目ずつ閉じて、両眼の近見視力を確認しましょう。なお、この近見視力表は簡易版です。あくまで目安としてお使いください。

近見視力表は、眼科でも使うことがあります。ただ、目の病気があれば遠くの視力も近見視力も落ちてきます。

本書では老眼が気になる人の指標になると思うので近見視力表（簡易版）を掲載することにしました。本を30㎝くらい離して、自分の近見視力がどのくらいかチェックしてみてください。

なお、両目で見るだけでなく、かならず片目ずつでも見るようにしてください。左右でどのくらい近見視力に差があるかわかります。

◎マス目で目の異常をチェック

目の異常を自分で見つけるために役立つのが、左ページのマス目の図形です。アムスラーチャートといって、眼科では古くから使われている検査方法です。

使い方は、30㎝くらい離して、視線を真ん中の白い丸に固定したまま、片目ずつ眺めてください。

そしてマス目に欠けているところがないか、あるいはマス目の線にゆがみがないかなどをチェックします。

アムスラーチャート

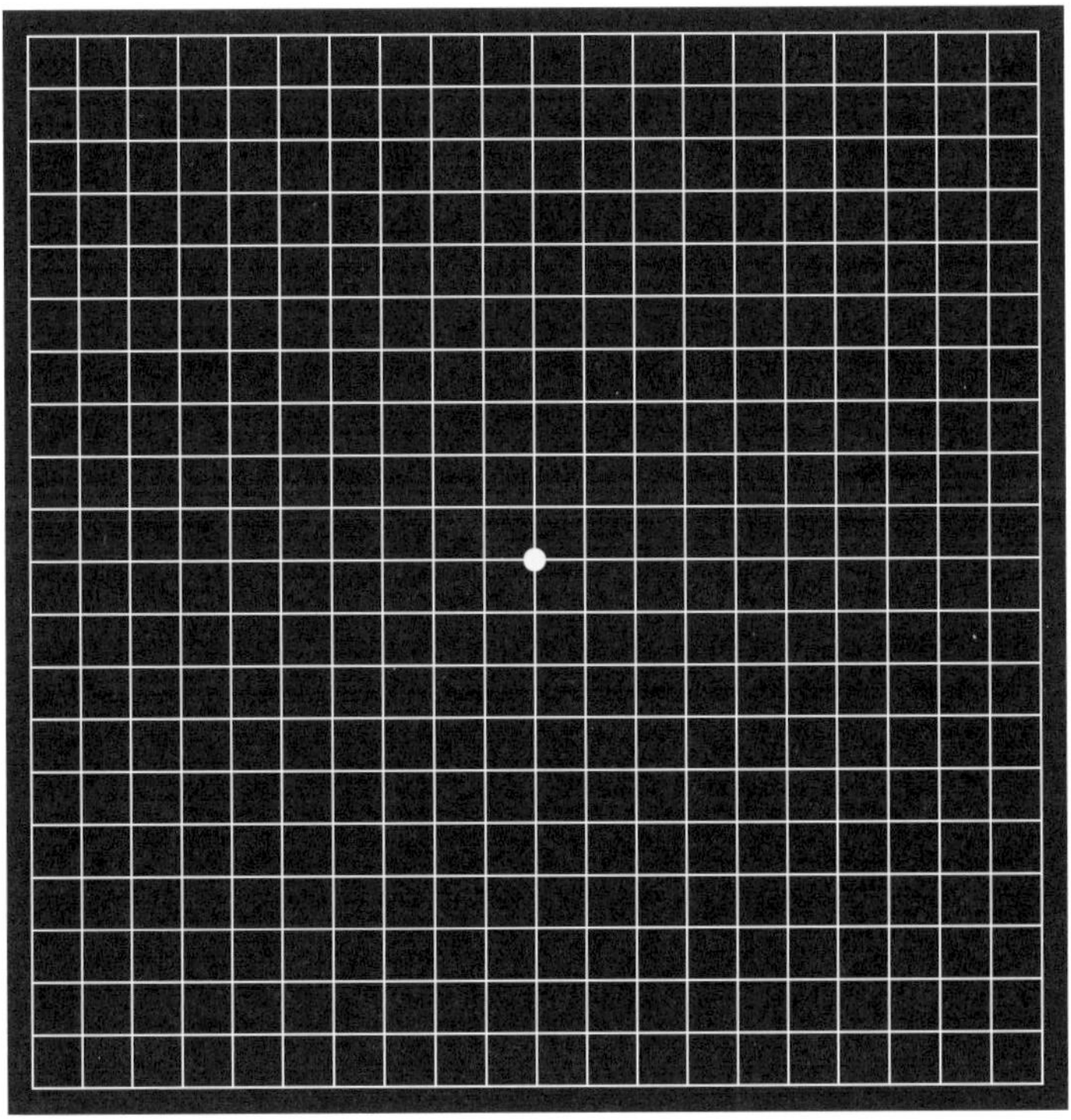

この図を目から30cmくらい離した状態で片目ずつ見ます。目線は真ん中の○に固定したまま、そのまわりのマス目がどのように見えるかをチェックします。なおこのアムスラーチャートは簡易版です。あくまで目安としてお使いください。

左ページは、目の病気の人のアムスラーチャートの見え方の例を示しています。マス目の一部が消えたり、マス目の線がゆがんだりしていますね。

上の2つは緑内障の見え方の例です。左目ははっきり見えていますが、右目の右上が少し消えています。この場合、緑内障で右上の視野が狭くなっている可能性があります。

もっとも、このようにはっきり欠けて見えるのは、緑内障がかなり進行した場合です。最初のうちは、一部がぼやけて見えるという人のほうが多いでしょう。

下の2つは黄斑変性の見え方の例です。これは右目がはっきり見えていますが、左目のマス目の線がゆがんでいます。

まっすぐなものがゆがんで見えるのは、黄斑変性の症状の1つです。また黄斑変性では中心部が暗くなって見えにくくなることもあります。

このほか、アムスラーチャートでチェックすると、糖尿病網膜症や網膜色素変性（加齢に関係なく若い人でも起こる）などを早期発見できることもあります。見え方の異常が見つかりやすいので、ときどきチェックしてみるとよいでしょう。

アムスラーチャートの見え方の例

緑内障の見え方の例

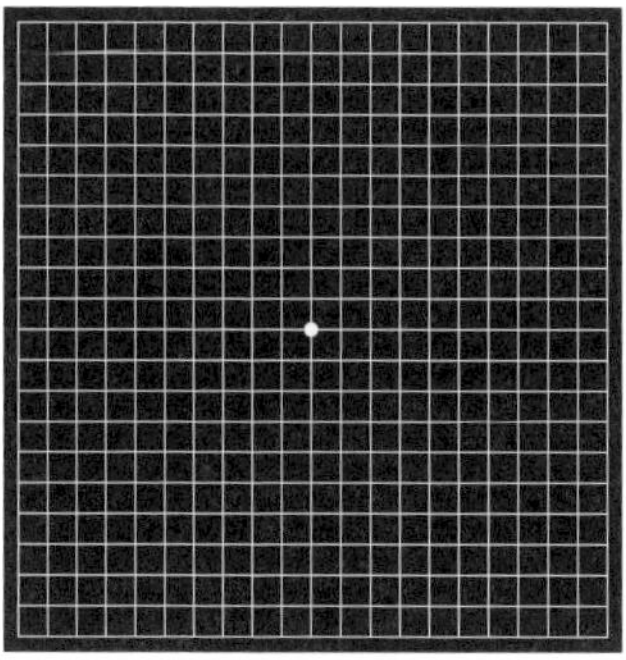

左目

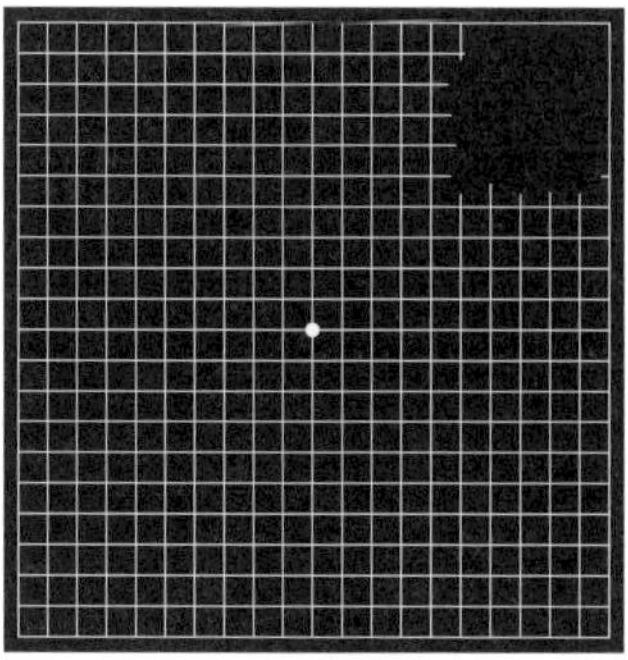

右目

左目は正常だが右目は右上が少し欠けているように見える。緑内障による視野狭窄が始まっている可能性がある

黄斑変性の見え方の例

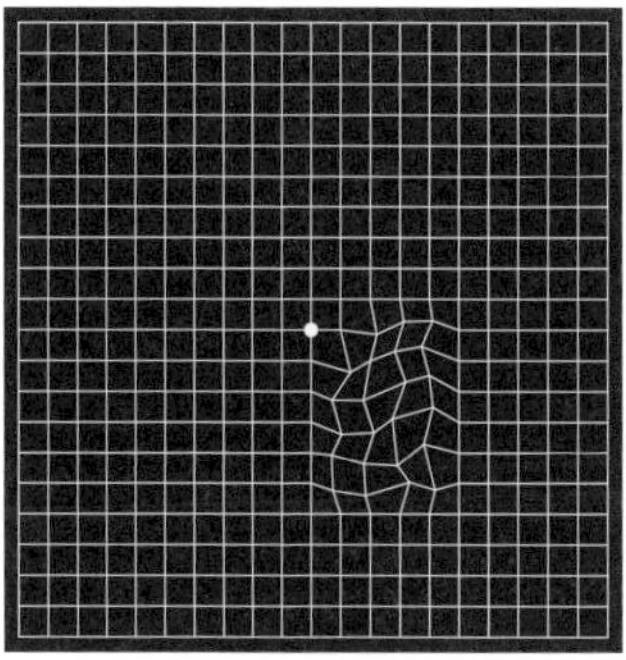

左目

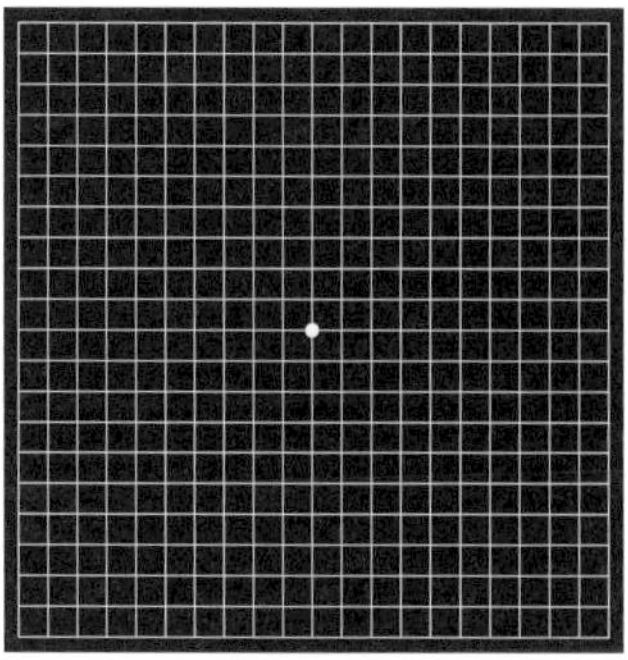

右目

右目は正常だが左目のマス目の線がゆがんでいる。まっすぐな線がゆがんで見えるのは黄斑変性の疑いがある

なお白内障はアムスラーチャートだけでは発見が難しいのですが、アムスラーチャートを見ると視野の一部が欠けているように見えることがあります。これは水晶体のにごりのある部分が見づらくなるからです。

アムスラーチャートは、中心10度の異常であればだいたい見つけることができます。中心10度というのは目の中心が見ている10度以内の角度のことです。人間の目はもっと広い角度を見ることができますが、普通の生活では中心10度くらいで生活しています。つまり、アムスラーチャートで目の異常のほとんどがわかるということです。

ですから、アムスラーチャートで何かあやしいと思ったら、病気の疑いがあるので眼科を受診してください。その際、アムスラーチャートを見たらこんなふうに見えたと先生にいえばわかってもらえます。

◎目の異常は片目でチェック

アムスラーチャートは、片目ずつ見なければなりません。両目で見ても、目の病気はまずわかりません。

前述したように緑内障などで半分くらい視野が欠けていても、片目でチェックしないと気付かないものです。

半分くらい視野が欠けたときに気付いたとしても、その欠けた視野を元に戻すことはできません。だから片目ずつ、日頃からチェックすることが大事なのです。

目のチェックのポイントとしては、片目ずつ見ることが一番大事です。そして定期的に固定したもの（同じもの）を見ることです。

よく患者さんにすすめているのがカレンダーです。例えば、毎朝起きたときに、同じ位置から同じカレンダーを片目ずつ見ていると、「最近、右でカレンダーを見ると見づらいなあ」とか、「このへんが欠けているみたいだ」といった異常に気付きやすいのです。

もちろん、アムスラーチャートを見るのであればもっと確実性は高くなります。本書の読者はぜひアムスラーチャートでもチェックしてみてください。

目の異常をどうやって医者に伝えるか

医者にアムスラーチャートの見え方を伝えるのも1つの方法ですが、目の調子が悪いとき、医者にどう伝えればよいのでしょうか？

もっとも注意したほうがよいのが、「視力」といういい方です。前述しましたが、医者のいう視力は視力検査のデータに基づいた視力です。

見えにくくなったことに対し、「視力が落ちてきたんです」と医者に伝えると、前述のような平行議論になってしまいます。

そうではなく、「どんなときに見えない」「どのように見えない」ということを伝えなければなりません。

例えば「本を読むときに見づらくなりました」と伝えれば、本を読むにはどのくらいの距離がよいのか？　という話になり、近見視力を測定したりします。

一般的に使われている「視力」という言葉は、幅広い意味を持っているので、眼科医の前ではあえて使わないほうがよいのかもしれません。

白内障手術をやたらすすめる医者

本書の制作スタッフの1人で、60代半ばの男性が、眼科でしきりに白内障の手術をすすめられるのだけど、そんなに手術を急ぐ必要があるのか？　といっていました。

本人は眼科で「白内障がある」といわれたけど、今のところ生活に不便はないし、いずれ手術するにしても、もう少し先でもよいのではないかと思っているようです。

白内障は少しずつ進行するので、いつ手術を受けるかは、見ることが不便になったときに患者が決めればよいことです。

にも関わらず、眼科医の中には白内障の手術に積極的な医者もいれば、そうでない医者もいます。この違いはどこにあるのでしょうか？


一般に、都会で開業している眼科医は、白内障の手術をすすめる傾向があるような気がします。

その理由の1つは、人口が多いので白内障手術のニーズが地方よりも多いという事情があるでしょう。

さらに都会には眼科がたくさんあるので、積極的に手術を行って実績をつくり、ライバルの眼科の先を行きたいという気持ちがあるのかもしれません。

真相はわかりませんが、そういう状況では、できるだけ早く手術しようということになってしまうのではないでしょうか。

実際、白内障の手術は眼科医からすすめられやすい、という傾向はあると思います。でも、医者にすすめられたからといって、それに安易に乗ってはいけません。

というのは、医者にすすめられるまま白内障の手術をした場合、後で後悔する人が多いからです。

第1章で述べたように、白内障の手術をしても、元の自分の目のように見えるわけではありません。

十分納得してから手術しないと、手術後に不満を感じてしまうことが多いのです。そのことを理解した上で、見ることに不自由を感じたときに、自分で手術するかどうかを決めるべきなのです。

近視と緑内障を間違える医者も

前述の制作スタッフが白内障なのかどうかは、私が診察してみないとわかりませんが、同じ患者さんを診察して白内障があるという医者がいる一方、白内障がないという医者もいるのは事実です。

どういうことかというと、白髪が少しある人に対し、「白髪があるので染めたほうがいいですよ」という人がいる一方、「この程度では白髪があるとはいいませんよ」という人もいます。

白内障も同じで、極論すれば、若い人でも白内障が見つかることがあります。それを今すぐ手術する必要があるかどうか？　ということです。

このように眼科では、医者によっていうことが違うということが多々あります。もっとも多いのは、近視と緑内障を間違えやすいということです。

緑内障は視野が欠ける病気ですが、近視でも近視性視野欠損といって、視野が欠けることがあります。

この判別はなかなかむずかしくて、緑内障の専門医でないと、けっこう診断を間違えることが多いのです。

なぜ間違えるのかというと、緑内障の診断基準がはっきりしているのに対し、近視性視野欠損は診断基準にあいまいな部分があるからです。

近視になると眼球がひしゃげる

第1章で述べたように、近視になると網膜の手前でピントが合うので、もっと後に合わせようとして、眼球がひしゃげてきます。本来の眼球はほぼ球体ですが、近視になるとラグビーボールのような形になってしまうのです。

眼球が球体なら、水晶体から入った光はきれいに分散して網膜全体に届きます。それに対して、ひしゃげた眼球では、光が斜めに届くようなイメージになります。

さらには網膜がひしゃげることで痛んでしまいます。痛んでしまった網膜は光を感じることができません。この痛んだ網膜「網脈絡膜萎縮」により近視性の視野欠損ともいえる状態がおきます。

また近視によって眼球の形が変形すると視神経にも負担がかかります。眼球運動をするときでさえ目の形に押されて負担がかかってしまい緑内障になりやすくなってしまいます。

ただし前述のように、近視が原因で起こった緑内障と、近視性視野欠損をはっきり分別

近視が進んだ人の眼球

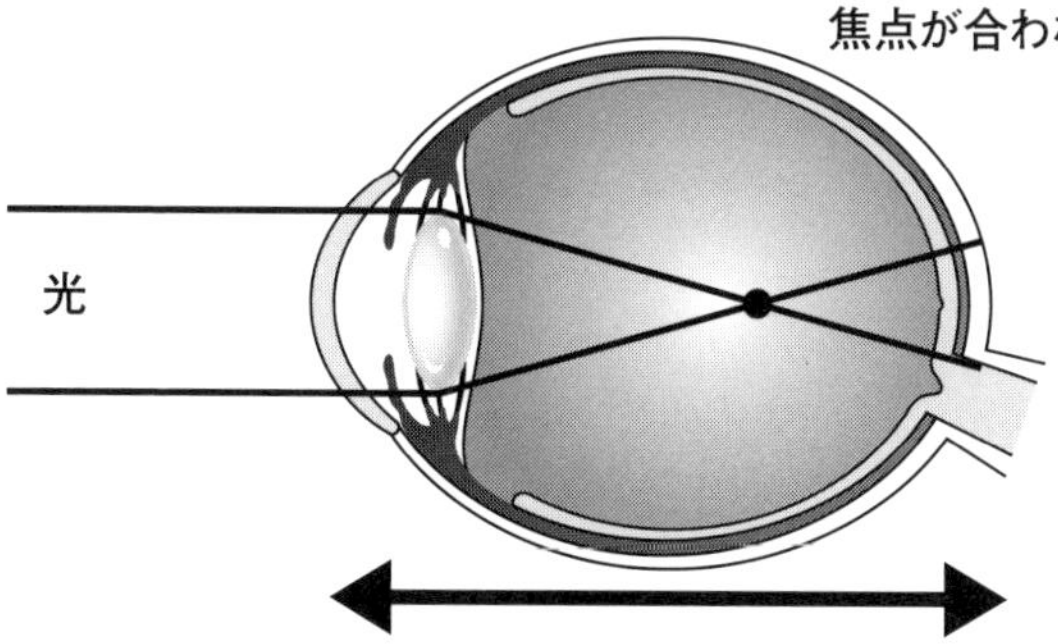

することはむずかしく、最終的には視野検査などで経過観察するしかありません。

また眼球がひしゃげると、網膜も引き伸ばされるため、網膜剥離を発症するリスクも高くなります。

網膜剥離は網膜に穴が開いたり、網膜がはがれる病気で、視野の一部が欠けるといった症状が出てきます。

このように、近視の人はいろんな目の病気のリスクが高くなるので、いつもと見え方が少しでもおかしいと思ったら、眼科を受診したほうがよいのです。

◎視野は黒く欠けるのではない

視野が欠けるというと、見えない部分が黒く塗りつぶされて表現されることが多いのですが、現実は黒ではなく白っぽく見えます。

視野が欠けるイメージを理解するため、私は盲点のチェックをしてみることをすすめています。

目の構造上、人間の目には盲点が存在します。左ページにやり方を示しましたが、ぜひやってみてください。

本を前後に動かしていると、★印が消えてしまうところがあります。これが盲点で、誰にでもあります。視野が欠けて見えないというのは、このような状態をいいます。これではちょっとくらい欠けても気付かないですね。

◎乱視のない人間は存在しない

先に白内障があるといったり、ないといったりするなど、医者によっていっていること

盲点チェックのやり方

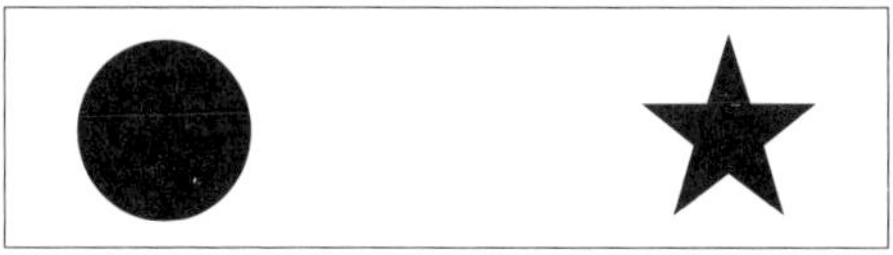

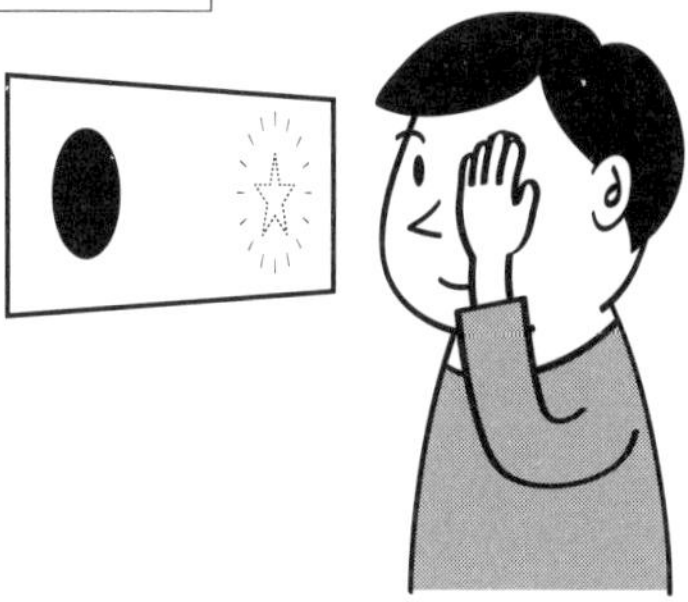

本書を20㎝ほど離して、右目で左にある●を見ます。そこから本を前後に動かすと★が消えるところがありますが、そこが盲点。右目の盲点がわかったら、左目でもやってみましょう。

が違うということをお話ししました。

もう1つ、乱視も医者によって、あるといったり、ないといったり、いうことが違う場合があります。

そもそも乱視のない人は存在しません。仮に乱視のまったくない人がいるとしたら、眼球が機械でつくったようなきれいな球体でなければなりません。

人間は重力の影響を受けているので、眼球のわずかなゆがみは必ず生じます。

そのゆがみを、メガネで補整しないといけない場合、医者は乱視というのです。

でもメガネで補整しなくても、見づらいと感じないのであれば、乱視はないことになるわけです。

近視や遠視は水晶体から入った光が、網膜の手前でピントが合うか、網膜よりも遠い距離でピントが合うかといったイメージ。いってみれば平面です。

これに対して、乱視は立体的なイメージです。上下に乱視があると、水晶体から入った光の上下の曲がり方がきつくなり、左右はそれほど大きく曲がらないので、その差によって見づらくなってしまうのです。

よい眼科医の条件とは何か？

目が見えにくくなったときは、眼科に行くべきですが、かかりつけの眼科がない人もいると思います。その際、どんな眼科がよいのかという質問を受けることがあります。

まず気をつけたほうがよいのは、「私は何でもできます」といったタイプの医者です。逆にいえば、「人にはまかせられない」ということですから、苦手な分野も全部自分で抱えてしまうリスクがあります。

昭和の頃は、そういう医者がよかったのですが、令和の現代は眼科も細分化しています。

この時代に「何でもできます」ということはありえません。

むしろ「自分はここまでしかできないから」といって、すぐに専門医を紹介してくれるのがよい医者です。

具体的にいえば、町の眼科クリニックなら、大きな病院と連携していて、手術が必要な場合とかは、紹介状を書いてくれるのがよい眼科医です。

今は町のクリニックでもホームページがあるのが普通ですが、連携している病院があればそのことが書かれています。それを目安にするのもよいでしょう。

なかには「○○大学病院医学部と連携しています」とか、ブランドの意味で書いているクリニックもありますが、少なくとも書かれているのであれば安心です。

手術できる眼科と、手術しない眼科なら、手術できる眼科のほうが優秀そうに見えますが、必ずしもそうではありません。前述の白内障手術のように、手術したがる医者がよいといえないのと同じです。

ちなみに、私が勤務しているのは総合眼科病院ですが、メリットがある一方、デメリットもあります。

眼科のことならすべて診ることができますが、糖尿病網膜症のように内科との連携が必要な場合は、別の病院で治療してもらわないといけません。その場合は町のクリニックと同じです。


眼科は検査に時間がかかりますし、総合病院の眼科となると、通うのがなかなかめんどうですが、今はまだ大きな病気がないのであれば、通いやすい町の眼科クリニックをかかりつけにするのがよいのではないでしょうか。

県庁所在地など都市部であれば、最近は夕方遅い時間でも受診できる眼科がありますし、日曜日に受診できる眼科もあります。

まずは通いやすさを重視して、いざ手術などの治療が必要になったとき、紹介状を書いてくれるような医者がよいと思います。

糖尿病なら眼科も受診する

糖尿病網膜症という言葉が出てきましたが、この病気の人は、内科も受診しないといけません。

というよりも、内科で糖尿病と診断されると、眼科も受診してくださいといわれるケースのほうが多いでしょう。

糖尿病網膜症は、高血糖によって血液がドロドロの状態になり、網膜の血管が傷ついて視力が低下する病気です。

第1章で述べたように、日本人の失明原因の第2位という怖い病気なのですが、「目はよく見えているから」といって、糖尿病と診断されたのに眼科を受診しない人がけっこういます。

でも見えるからといって安心してはいけません。なぜなら糖尿病網膜症は、末期といわれる段階でも視力はそれほど低下しないからです。

逆に糖尿病網膜症の末期になって視力の低下を自覚してから眼科に行っても、手のほどこしようがない状態になっていることが多いのです。

ですから、糖尿病と診断されたなら、定期的に目の検査をしておかないと、視力を失うことにもなりかねないのです。

◎緑内障は悪化したら元に戻らない

緑内障によって起こる視野狭窄は元に戻ることはありません。またこれまで述べてきたように、片目の視野が半分くらいになっても気付かないことが多いので、定期的な眼底検査が必要です。

前述したバカボンのパパのCMのように、40歳を過ぎたら眼底検査を受けましょう。とくに緑内障は40歳を過ぎると患者数が増えてくるので、この年齢になったら年に1度は眼底検査を受けることをおすすめします。

眼底検査を受けると緑内障だけでなく、黄斑変性や糖尿病網膜症など、失明のリスクがあるほとんどの目の病気を見つけることができます。

前述したように、緑内障の医学的な治療は眼圧を下げることだけということになっています。日本人の約7割は正常眼圧の緑内障ですが、それでも視神経のダメージを防ぐには、眼圧を下げることが有効です。

しかし眼圧を下げるのは「医学的にできること」という意味です。緑内障の進行には、眼圧のほか、視神経の強さや網膜の血流、さらには全身の栄養状態なども影響することがわかっています。

これらは医学的に介入しにくい部分です。でも食事をはじめ生活習慣を変えることによって、緑内障の進行を抑えることは可能です。食事（栄養）については、第5章で紹介しますので、参考にしてください。

虫が飛んでいるように見えるのは？

加齢による見え方の変化の1つに、黒い点のようなものが見えることがあります。視線を動かすと蚊のような小さな虫が飛んでいるように見えることから「飛蚊症《ひぶんしょう》」と呼ばれています。

高齢になると、飛蚊症を訴える人が多くなってきます。その原因は、硝子体の汚れです。硝子体はこの章の最初のところで述べましたが、水晶体の奥にあるゼリー状の部分のことをいいます。年齢を重ねると、この部分に汚れが出てくるのです。目の老化現象の1つですね。

ではその汚れの原因は何かというと、加齢によるシミのようなものができていることがほとんどです。その場合はとくに問題はありません。気にしないようにすれば、そんなにわずらわしく感じられないと思います。

ただ網膜剥離の前兆として飛蚊症が起こることがあります。例えば網膜に小さな穴が開くと、その部分の網膜の色素が飛んで、黒く見えることがあります。

あるいは網膜剥離によって眼底出血が起こり、その出血している部分が黒く見えることもあります。

とくに黒い点が急に増えたときは、注意が必要です。前述の硝子体の汚れが原因の飛蚊症であれば、急に増えることはあまりありません。

逆に急に増えるということは、網膜に穴が開いているとか、出血があるとか、炎症が起きていることが多いのです。そんなときはすぐ眼科を受診してください。

目は手でいじってはいけない

網膜剥離を予防するためには、目をいじらないことが一番大事です。とくに近視の人は、網膜剥離のリスクが高いですから、いじる習慣のある人はやめましょう。

ボクサーは網膜剥離になりやすいと聞いたことはありませんか。なぜかというと、ボクサーは顔面を殴られるので、眼球がダメージを受けやすいのです。

パンチが直接眼球に当たらなくても、骨からの間接的な衝撃があるので、顔を殴られたら眼球も相当なダメージを受けることになります。

それと同じで、アトピー性皮膚炎の人も網膜剥離になりやすいことが知られています。なぜかというと、目を掻いてしまうからです。

目を掻くのは、ボクサーのパンチに比べると弱い刺激ですが、直接眼球がダメージを受けます。それが繰り返されることで、網膜剥離を発症することがあるのです。

アトピー性皮膚炎だけでなく、花粉症でも目がかゆくなる人がいるので要注意です。アレルギー症状がある人で、目のまわりがかゆくなる人は、知らない間に目を掻いている可能性があるので気をつけましょう。

プロローグの「目を押してマッサージする」（12ページ）がよくないのも、同じ理屈です。目には物理的な刺激を与えないようにしてください。

◎失明しているのに気付かない

「いつもより、ちょっと見づらいだけだから」と眼科の受診をためらっていると、実は大変な病気だったりすることがあります。

眼科を受診する患者さんには、「これは大変だ」といって来るタイプと、ちょっと気になるくらいだけど「一応来た」というタイプに大きく分けられます。すると「これは大変だ」という人は、だいたいは軽症。「一応来た」という人が重症なのです。

例えば「目が痛い、痛い……」といって駆け込んでくる患者さんは、目の表面に少し傷がついたくらいの症状のことが多いのです。目はゴミが入っても痛いですね。本人にしてみればとてもつらい症状ですけど、表面の傷ですから、失明することはまずありません。治療すればすぐに治ります。

逆に「一応来た」という人の中には、片目が失明しかけているのに気付かないという人もいるのです。

極端な例ですが、眼球破裂を起こして、眼球の中身が出ているのに、普通に歩いて受診される人もけっこういます。

目を強くぶつけたり、殴られるなどして眼球破裂を起こしているのに、本人はまったく気付いていていません。

緊急手術をしないと治せない状況なのに、本人は「温かい涙がずっと出てくるんですよ」とかいって、見え方の異変に気付いていないのです。

確かにその時点では失明はしていません。眼球の中身がゆっくり出ているので、本人にしてみれば、「ちょっと見づらい」くらいの感覚なのでしょう。

それでも、眼科に来れば何とか対処することができます。勝手に大丈夫だと思って放置しないことが大事です。その意味で「一応来た」はよいことです。

目の血管の閉塞で突然失明

突然片目が見えなくなったのに、あまり深刻に考えず、眼科を受診しない人も意外に多いように思います。

網膜動脈閉塞症といって、網膜に血液を送っている動脈が詰まり、網膜の細胞への血流が途絶えてしまう病気です。

網膜に血液が流れなくなると網膜は壊死して失明します。心筋梗塞や脳梗塞のような血管障害が目で起こっているわけです。

心筋梗塞や脳梗塞は、血圧の上下の関係で、夜中に起こることが多いのですが、網膜動脈硬化も夜起こることが多いのです。

すると朝起きたときに片目が見えなくなっています。でも両目では見えますし、痛みなどの症状はありません。

すると「左目が何か見えなくなったみたいだけど、寝れば治るかな?」といった感じで、受診が遅れる人がいるのです。

見えないと気付いた時点で、眼科を受診していただければ治療できる可能性もあるのですが、このような場合も「まあ、様子を見よう」という人が多いのは残念です。

眼科が一番心配するのは失明リスク

逆に「大変だ」と思って受診しても、医者があまり心配してくれないことにガッカリすることもあるようです。

例えば、目やにが出て見づらいとか、目がゴロゴロするとか、はっきりした自覚症状があって受診する場合です。

つらい症状を訴えているのに、医者はそれには無関心のようで、いろんな検査ばかりさせられる。そんなケースです。

眼科医が一番心配するのは視力低下です。視力が落ちていると、何か重い病気が隠されている可能性が疑われます。

もしかしたら網膜剥離かもしれません。それを見逃すのが嫌なので、眼科はそれらの検査にまず集中するのが普通なのです。

自分が訴える症状に医者が共感してくれないとガッカリするかもしれませんが、眼科医にはそういうタイプが多いということも理解しておいたほうがよいでしょう。

眼科医に症状をどう伝えるのか

何か目の症状で気になることがあって、眼科を受診するとき、医者にどのように伝えたらよいのでしょうか。

そんなとき、気になる症状を矢継ぎ早に全部伝えても、医者は患者さんが何をいいたいのかわからなくなってしまいます。

例えば、「よく見えない」「かすんで見える」「はっきり見えない」といった症状を並べたとします。それは医者にしてみると「みんな同じことをいっているのではないか？」ということがよくあるのです。

患者さんとしては、せっかく眼科に来たのだから、心配なことを全部伝えようと思っているのかもしれませんが、それではうまく伝わりません。症状が複数あっても、メインの症状を1つ伝えて、あとはサブというふうに伝えないと、「この患者さんは何を治してほしいのだろう？」ということになってしまいます。

目の症状の表現は患者さんによって、けっこう差があります。痛みに関しては、「シクシク痛い」とか「キリキリ痛い」とか、割と共通の表現があると思います。

これに対して、見えにくさに関しては、「見える」「見えない」、そして「ゆがむ」くらいは眼科医でもわかりますが、「なんだかボヤッとするんです」とかいわれても、医者が

眼科医への症状の伝え方（例）

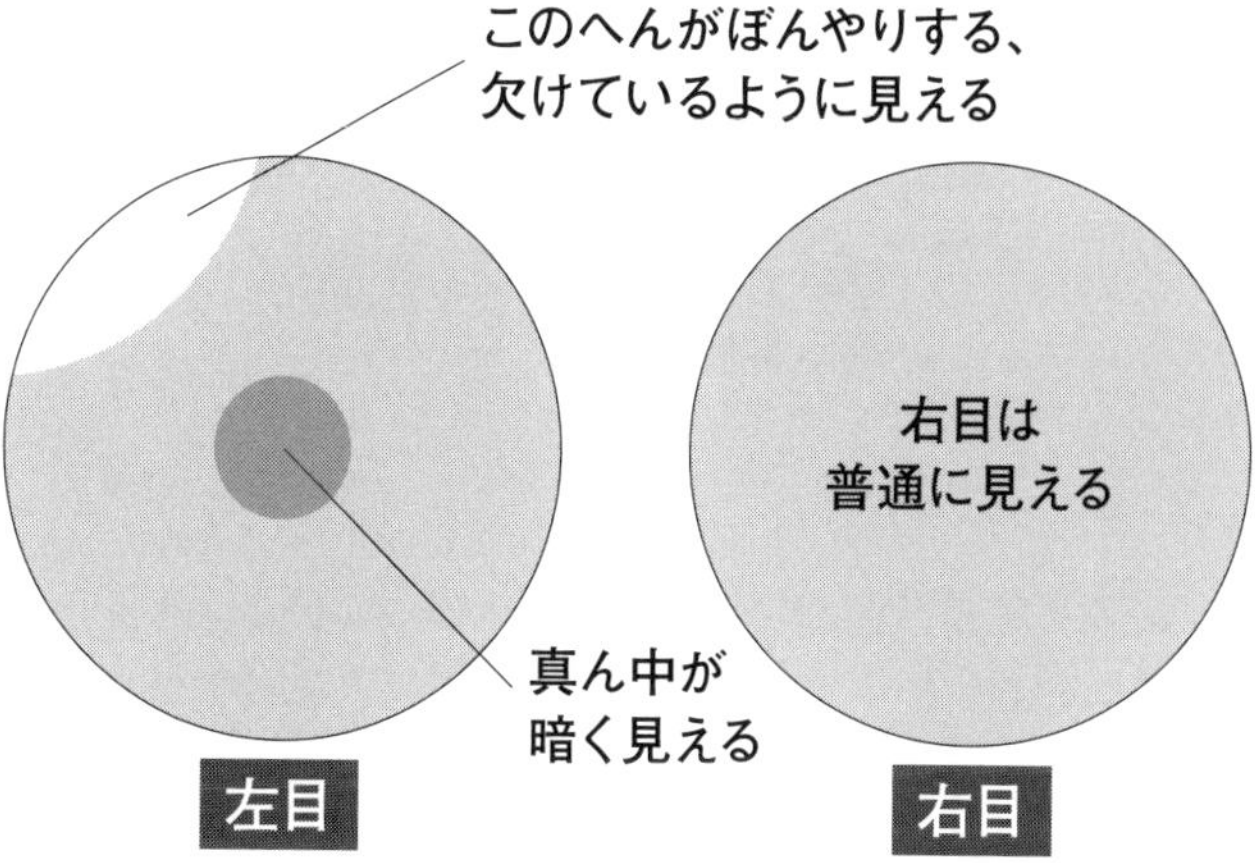
このへんがぼんやりする、
欠けているように見える
右目は
普通に見える
真ん中が
暗く見える
左目
右目

知りたい情報としてはあまり役に立たないのです。

そういう患者さんに「どっちの目ですか？」と尋ねると、「どっちの目かな？」という人もけっこう多いのです。

最低、どっちの目が見えにくいのかは、受診する目にチェックしておいたほうがよいと思います。

あるいは、図にするのも1つの方法です。全体が見えないのか、一部が見えないのかを図にして示してくれれば、医者にも役立つ情報になります。

上に医者に伝えるときの図の見本を示したので参考にしてください。

コラム2

目の難病を治すと期待されている遺伝子治療

網膜色素変性症という病気があります。日本人の失明原因の第3位にもなっていますが、確立された治療法がない遺伝性の病気であるため難病指定になっています。

この難病の画期的な治療法として注目されているのが、遺伝子治療です。

海外ではすでに行われていて、日本でも23年6月に遺伝子治療薬、ルクスターナが認可されました。

網膜への注射薬で、結膜炎を起こすウイルスを用いて正常な網膜の遺伝子に変換します。

ただ薬価が高額で両眼では1億円以上かかります（高額医療制度は適用される）。

また遺伝子治療を行うには、患者さんの遺伝子を調べなければなりません。

そのときに、将来高い確率で発症する可能性のある病気もわかってしまいます。それを本人に伝えてよいのか、という倫理的な問題があります。

アメリカでは視神経の病気に対する遺伝子治療の臨床試験も進んでいます。

今後、遺伝子治療はもっといろんな目の病気に使われるようになるでしょう。

第3章

ものは目ではなく
脳で見ている

◎ものが見えるのはどうしてなのか？

これまで述べたように、目に入って網膜に映し出された光を最終的に映像として認識するのは脳です。

そのため、目を使いすぎると、脳の処理能力がオーバーヒートして、疲れてしまうことがあります。これが眼精疲労だということを第1章でお話ししました。

眼精疲労と診断されたら、多くは疲れているのは脳です。

目を使いすぎたり、目が正しく使えていないと、その分、脳に負担がかかるので、ものを考える能力が低下するといった症状が出てきます。

第1章で述べたように、長時間の読書をした後など、頭がボーッとして何も考えられなくなった経験はありませんか。これは目の使いすぎで脳が疲れた状態です。

一方、目が正しく使えていないというのは、近視のメガネの度が合っていなかったり、乱視や老眼を補整しないでいるときです。それが原因で、ものを考えるのがおっくうにな

目で見たものを判断するのは脳

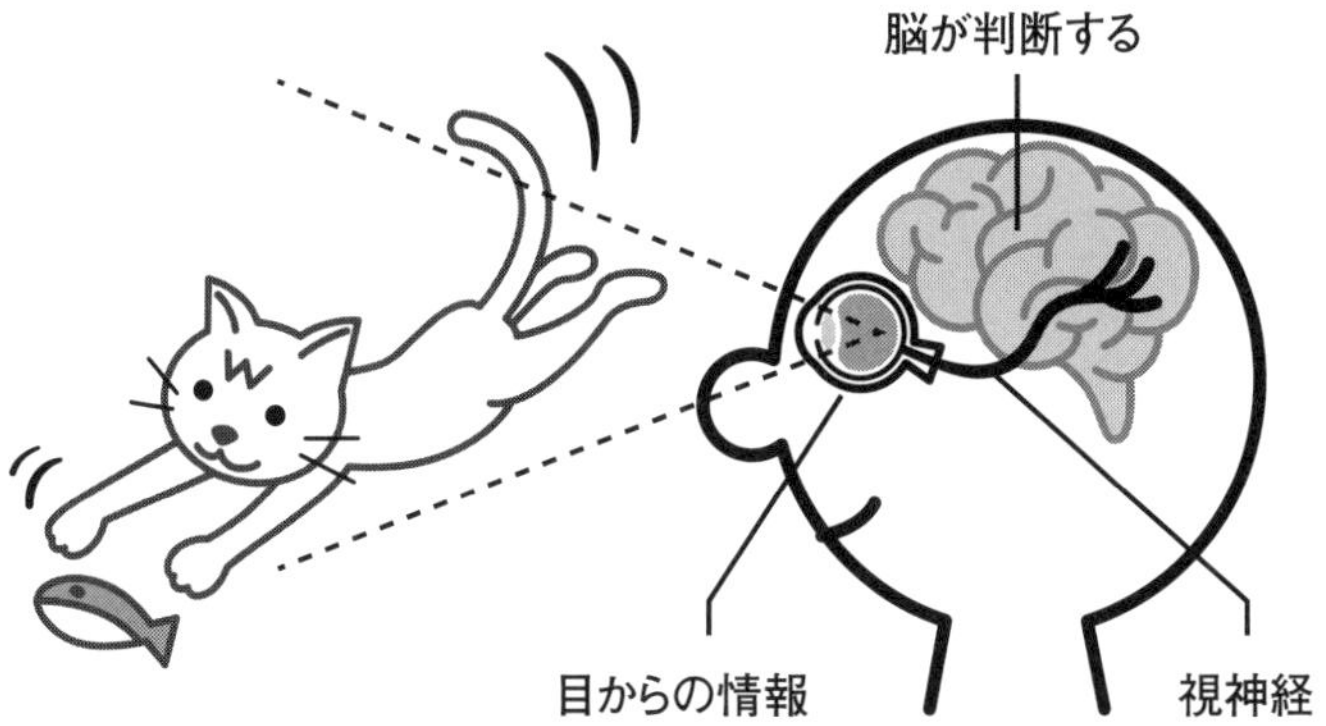

動きのあるものをはっきりとらえられるのも、最終的に脳が判断するから

ることもあります。

頭が疲れたと感じるのは、見づらいものをはっきり見ようとするため、脳がたくさんの処理をしないといけなくなるからです。

むしろまったく見えないほうが脳は楽チンです。見えなければ脳は働く必要がないからです。

でもなまじ中途半端に見えてしまうと、脳は見づらい映像をきれいに見えるようにしようと、一生懸命働くことになり、脳は疲れてしまうのです。

目そのものが疲れていることもないわけではありませんが、眼精疲労のほとんどは脳疲労だと思って間違いありません。そのくらい、脳は見ることに関わっています。

◎頭をぶつけると目から光が出る

よく頭を強くぶつけると、光が見えることがあるといいます。実際に経験したことがある人もいるかもしれません。

あるいは、目をつぶっているのに、光のようなものが見えるという人もいます。目をつぶっているのですから、本当は見えるはずがありません。でも脳には光っているように見えているのです。

目に入った光は、網膜から視神経を通じて脳に伝えられます。このとき伝えられるのは映像そのものではなく電気信号です。網膜の細胞で光の像は電気信号に変換されて脳に運ばれます。

頭をぶつけたときに光が見えるとか、頭がクラクラしたときにキラキラしたものが見えるとか、実際に見ていないものが見えるのは、何らかの理由で電気信号だけが脳に伝わってしまった結果です。

◎失明寸前の患者に幻視が起こる

幻覚の一種である幻視も、実際には見えていないのに、脳には見えてしまう症状です。例えば、認知症でも幻視が起こる症状があります。

幻視が起こる認知症としてよく知られているのが、レビー小体型認知症です。脳の神経細胞の中に「レビー小体」と呼ばれる異常なたんぱく質がたまることが原因といわれていますが、幻視や幻聴などの幻覚が起こるといわれています。

手術で脚を切断した後、ないはずの脚の痛みを感じる症状（幻肢痛）があります。これは幻視ではありませんが、脚の感覚を幻覚として感じているわけです。

一方、失明寸前の患者さんには、幻視が起こることがよくあります。見えないはずなのに、異様にはっきり見えるといいます。

これはシャルル・ボネ症候群といいます。視力の著しい低下によって、脳に届く視覚情報が減ると、視覚をつかさどる脳の反応が過敏になって、幻視が起こると考えられています。

◎見えない雪が降る病気

シャルル・ボネ症候群と似た病気で、ビジュアルスノウ（視覚雪症候群）という病気もあります。その名のとおり、視野全体に雪が降っているように見える現象です。あるいは黒い点が砂嵐のようにチラついたり、キラキラと光っているものが見えたり、飛んでいるように見えたりするという患者さんもいます。

２０２１年の東京オリンピックの卓球混合ダブルスで金メダルをとった水谷隼選手が、ビジュアルスノウであることを告白して現役引退したので、ご存じの方もいるかもしれません。

ビジュアルスノウは、白い点や黒い点が見える病気です。飛蚊症と間違える人もいますが、飛蚊症が硝子体の汚れが原因であるのに対し、ビジュアルスノウは脳に異常な電気信号が伝わって起こると考えられています。

水谷選手のような健康な人にも起こる病気で、どうして発症するのかはよくわかっていません。

脳の神経細胞の電気的な興奮を抑える薬などで治療するのですが、なかなか治癒しにくい病気でもあります。

◎知らないうちに脳に負担が……

度の合っていないメガネをしていたり、老眼なのに老眼鏡をつくらずにがまんしていると、脳は疲れます。このとき脳はどのように働いているのでしょうか。

わかりやすい例えとして、私は患者さんに、「網戸ごしに見ているようなもの」だといっています。

網戸ごしに外を見ても、外の風景は見えますね。風景を見ているときは網戸の網は見えていません。でも網を見ようとすれば見ることができます。

バックネット越しに野球を見るのも同じです。野球を見ることに集中していれば、ネットは見えませんが、ネットは存在しています。

でも、ネットは本来、見るためにはじゃまな存在です。網戸がないほうが外の景色はきれいに見えますし、ネットがないほうが野球の試合もよく見えるはずです（安全の問題は別にして）。

じゃまな存在が気にならないのは、脳がいろんな仕事をしているからです。目から入った景色は、遠くの景色、中間の景色、近くの景色などがすべて脳に入ってきます。

その中から、「今は遠くの景色が見たいから中間や近くの映像以外はいらないな」といって中間や近くの映像を消去してしまうようなことを脳はやっているのです。その分、見ることを通じて、脳には負担がかかり続けているということです。

◎緑が目によいのではなく、遠いからよい

現代人は手元ばかりを見ています。その結果、近視の人は近視が進行しますし、老眼にもなりやすくなります。これについては第1章で詳しく説明しましたね。

手元を見る時間がどうしても多くなるのはしかたのないことです。だけどその分、遠くを見る時間も増やしてほしいのです。できるだけ遠くを見る時間を持つことが目の老化の予防になります。

街路樹などの緑を見ると目によいといわれていますが、これはプロローグでお話しした

ように、緑色がよいのではなく遠くを見ることがよいのです。

緑色のノートを手元で見てもなんの効果もありませんし、結局近くを見ているので、目にとっては悪い習慣になってしまいます。


遠くを見るのは樹木などの自然である必要はありません。オフィスの近くに高層ビルしかないなら、ビル街を眺めればよいのです。

また遠くを見るときは、昼間でなくてもかまいません。夜景が見えるような環境にいるなら、街の夜景を見てもよいのです。

最近は「工場萌え」といって、工場街や工場の夜景を見るのが好きな人がいると聞いたことがあります。

工場街を見るのも、遠くを見るという点ではおすすめです。もちろん、工場街が好きな人に限りますが……。

いずれにしても、遠くを見ることができるなら、自然にこだわる必要はまったくありません。どんなジャンルでもいいので、自分が好きな、いつでも見ることができる遠くの景色を見つけてください。

◎視力低下は認知症と間違えやすい

65歳以上の高齢者を対象にしたある調査によると、視力が低い人は、そうでない人よりも認知症のリスクが約2倍になるという報告があります。

よく見えないので、家に閉じこもりがちになって、脳への刺激が減り、認知機能が落ちていくといった理由があるようです。

それとは別に、視力が落ちると、まわりから「認知症になったのではないか？」と勘違いされることがあります。

例えば、よく見えないと、すばやく判断できない場面が増えてきます。それを見た家族は親の認知機能が落ちたと思ってしまうのです。

あるいは、視力の低下が原因で食べこぼしが増えるということがあります。そういう高齢者の姿を見て、認知症になったのでは？　と思ってしまうこともあるようです。

高齢者のほうも、よく見えないなら「見えないんだ」とはっきりいったほうがよいと思います。例えば、家族旅行に行って、自分はよく見えないのに、家族の言葉に合わせて見ているフリをするということがあるようです。

家族に心配をかけまいとする配慮かもしれませんが、それを繰り返していると、出かけるのもおっくうになり、認知症になってしまうかもしれません。

ただし高齢者で、白内障が進行していると、ゆっくり見えなくなっていくため、その差が自分で気付きにくいということがあります。

ですから、家族は高齢者の視力低下に気付いてあげることも重要です。視力低下が疑われるなら、眼科に連れていってあげるとよいでしょう。

ただ最終的に認知するのは脳なので、目が悪いだけだと思っていたら、脳自体が老化していたということもあります。

ちなみに、緑内障の人は、普通の人よりも脳が萎縮しがちであることがわかっています。緑内障が脳の老化を早めている可能性があるのです。

いずれにしても、見ることに関して、目と脳は一体のものなので、どちらも大切にしなければなりません。

目の異常の早期発見は定点観測から

白内障にしろ、緑内障や黄斑変性にしても、目の病気による視力低下はゆっくり進みます。ですから見え方の定点観測をすることをおすすめします。

第2章で述べたように、カレンダーを同じ位置から見る方法がおすすめですが、固定して何かを見ることが大事なのです。

窓から見える風景でもよいでしょう。毎日同じ場所から見ていれば、見づらさの差がわかってきます。

何度もいっていますが、もっとも重要なのは、片目で見るということ。両目で見ていると、視野が欠けていても気付かないので、固定した場所から、同じものを、片目ずつ見る。これを毎日のルーティンにしていれば、目の異常にすぐ気付くことができます。

モニター画面は大きいほうがよい

一般的にスマホやパソコンは、目によくないといわれています。では本当にスマホやパ

毎日同じ距離で同じものを見る

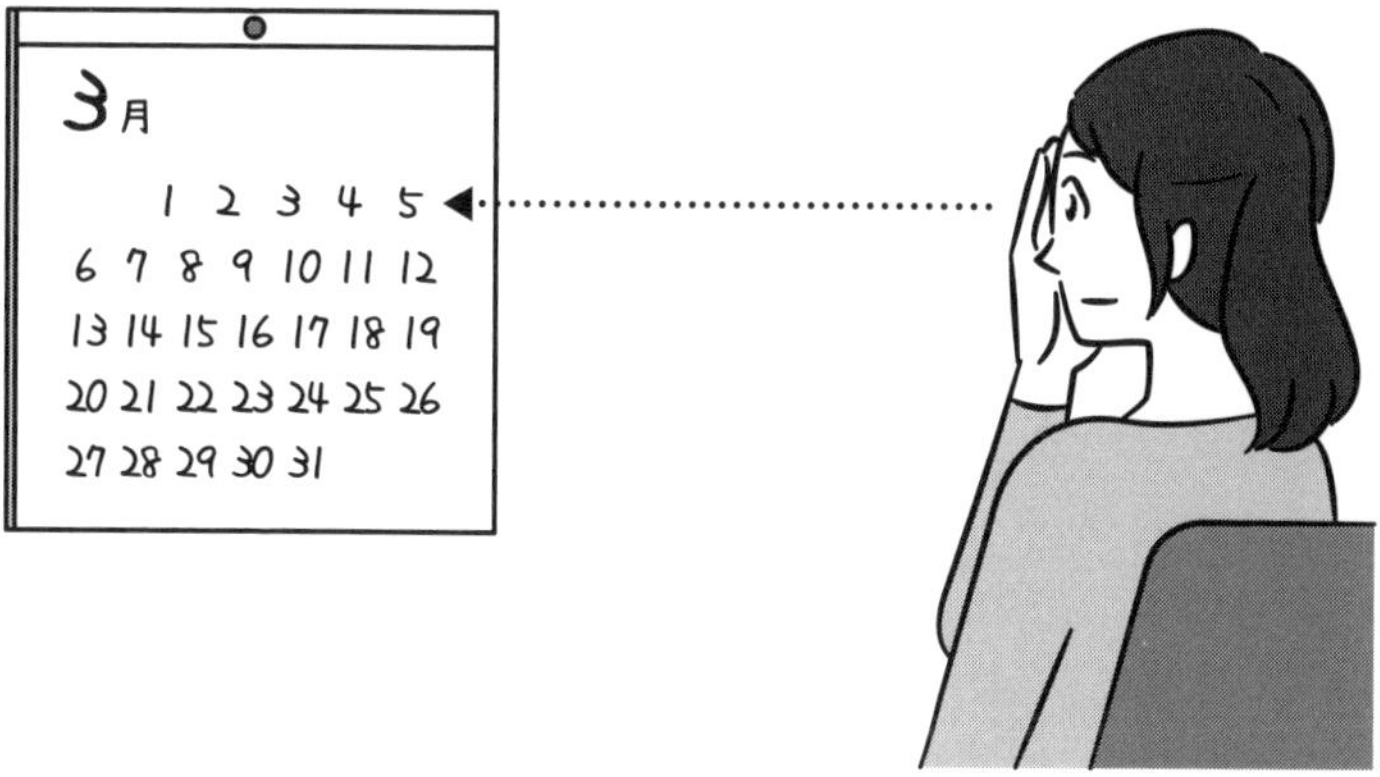

ソコンを見ることで目が悪くなるかというと、実はそんなに悪いことはないのです。

わかっていることは、手元の作業がよくないということなので、使うときは距離をとることが重要です。

距離をとるためには、スマホやタブレット、パソコンの画面はできるだけ大きいものを選ぶとよいでしょう。

自分では離して見ているつもりでも、実際はたいして離れていません。それよりも、画面を大きくしたほうが距離はとれます。

また最近はスマホの画面でドラマなどを見ている人がいますが、映画やドラマはやっぱりテレビで見たほうがよいでしょう。

大画面のほうが迫力あるという意味だけではなく、そのほうがしっかり距離をとれるからです。

最近の若い人では、テレビは見ないという人が増えていて、その分、スマホで動画配信サービスばかり見ているようです。

そういう人には、テレビチューナーが内蔵されていないチューナーレステレビを買うことをおすすめします。

これを動画配信サービスのモニターとして利用するのです。自宅で動画を見るときには、チューナーレステレビをモニターにすれば、手元を見る時間が減らせるので、試してほしいと思います。

ブルーライトはカットすべきか？

スマホやパソコン、そしてテレビも液晶画面です。液晶画面からはブルーライトという光が出ています。

一時期、ブルーライトは目によくないといわれていましたが、本当に目によくないのでしょうか。

これまでの研究で、睡眠に関してはブルーライトがよくないことがほぼ確実です。夜寝る前にブルーライトを浴びると、睡眠の質が低下することがわかっています。

しかしブルーライトを浴びないと、1日のリズムをつくることができません。ですから、ブルーライトをまったく浴びないこともよくありません。

ブルーライトは太陽光にも含まれています。可視光線に含まれる青色の光がブルーライトですが、最近の研究では、可視光線の青色の近くの紫色や赤色の光を浴びたほうが、近視が進まないという報告があります。

そのため、ブルーライトをカットすることが、本当に目によいことなのかどうかは、現時点では揺らいでいる段階です。

ブルーライトをカットするメガネもありますし、今はメガネをつくるときにブルーライトカット機能を付けることもできます。

しかしスマホやパソコンを使うときに、こうしたメガネをかけてブルーライトをカットすべきかどうかは、今は何ともいえない状況になっています。

さらに子どもに関しては、ブルーライトをカットしないほうがよいともいわれています。成長期に必要な紫外線などもカットしてしまうなど、成長期の子どもにはデメリットのほうが大きいというのです。

日本眼科学会が声明を出しているくらいなので、信憑性は高いといえるでしょう。少なくとも、子どもにブルーライトカットのメガネは必要ありません。

これに対して、睡眠の質を下げるので、大人がブルーライトをカットすることが悪いとはいいませんが、以前のように積極的に推奨できなくなってしまいました。

旅行に行くと視る力がアップ

旅行は目にとってはよい趣味です。第1章で述べたように、旅行はシニアの楽しみの第1位になっているほど。目によい趣味なので、好きな人はどんどん行かれるとよいと思います。

旅行が目によいのは、目と脳を同時に刺激してくれるからです。普段と同じ道を歩いていても、とくに何かに集中して視線を向けることがないですし、脳にもそうした刺激が伝わりません。

これに対して、旅行先は初めて目にする風景がほとんどなので、いろんな対象に視線が向けられます。目も脳もよく使うことになるのです。

もう1つ旅行のよいところは、普段よりも歩く時間が増えることです。歩くことが全身の健康によいことは知られていますが、実は目の健康にもよいのです。

ただバスツアーのような旅行では、あまり歩く時間がないので、せっかく行くならフリーツアーがよいと思います。

有酸素運動は緑内障のリスクを下げる

有酸素運動という言葉を知っていますか。酸素を取り入れながら行う運動のことで、それによって体の余分な脂肪を燃やす効果があります。

散歩もやり方しだいでは立派な有酸素運動になります。そのコツは、ちょっとハアハアするくらいの早歩きをすること。いわゆるウォーキングですね。

旅行先などで歩くときは、早く目的地に着きたいので、自然に早歩きになりがちです。普段の散歩よりも効果が高まるのではないでしょうか。

有酸素運動には眼圧を下げる効果があり、緑内障の予防や、進行を防ぐ効果があることがわかっています。

具体的にいうと、週3回、1日30分の有酸素運動が効果的といわれています。1週間で90分、これくらいはできるのではないでしょうか。

もちろん、それ以下でも効果がまったくないわけではないので、やる意味はあります。もちろん、有酸素運動には全身の健康に効果があるので、それ以上できる人はどんどんやってかまいません。

とりわけ、コロナ禍以降、とくに高齢者の活動量が減っているといわれているので、機会があるなら、どんどん歩いてほしいと思います。

なお筋トレなどの無酸素運動は、ふんばるときに眼圧が上がってしまうので、緑内障の人はやりすぎない、強すぎないように注意が必要です。

◎普段と違う道を歩くと目がよくなる

健康のために毎日散歩やウォーキングをしている人が多いと思います。ただ健康のために歩いている人は、歩数ばかり重視して、結局何も見ていなかったということがあるような気がします。

もちろん、心肺機能を高めるなど、全身の健康のためにはそれでもよいのですが、せっかくなら目や脳にも刺激を与えてほしいのです。

例えば、散歩コースに花が咲いているなら、「ああ、もうあじさいの季節なのか？」とか「もう紅葉が始まっているんだな？」とか、季節の植物を意識して歩くと、目にも脳にもよい刺激になります。

あるいは、猫が好きな人なら、猫を探しながら歩くというのもよさそうです。猫が好きな人に聞いたのですが、散歩をしていると毎日必ず何匹かの猫に出会うそうです。見つかった猫を写真に撮ることを趣味にしている人もいるようです。これも目や脳を積極的に使うことになります。

花にしろ猫にしろ、ここで大事なことは普段意識していないものに意識を向けるということです。

見えてはいても、ボーッと見るのと意識して見るのとでは、脳への刺激という点ではかなり違いがあります。

歩いているときに猫がいたのは覚えているけど、その猫が茶猫なのか三毛猫なのかぜんぜん覚えていないというのでは、脳をあまり使ったことにはなりません。

花を見るときも、美しいと感じたなら、立ち止まって鑑賞するくらいの余裕があるといいですね。

歩いているときも、「あれは見えているかな、これは見えているかな」ということを確認しながら歩くようにすると、脳も活発に働くようになります。

目から入ってきた光が網膜に映し出されるだけでは脳の刺激にはなりません。その光を脳で認識しようとして初めて脳への刺激が成り立つのです。

これを応用したのが、次章で紹介するガボール・アイです。ぼやーっとした模様を見るのですが、ぼやーっとしたものを、ただぼやーっと見ているだけなら、何の役にも立ちません。

ぼやーっとした模様をしっかり見ようとすることによって、脳にその刺激が伝わるのです。詳しくは第4章で説明します。

◎リラックスして脳を休める

散歩中に花や樹木など、自然を見るのは遠くを見る効果だけでなく、リラックス効果も期待できます。

現代人はパソコンやスマホといった興奮系の作業が多いので、こうした自然を眺めてリラックスする時間を持つのはよいことです。

第1章で述べたように、パソコンやスマホの光は交感神経を優位にして興奮させるので、副交感神経を優位にしてリラックスした時間を持つことが大事なのです。

ただし、自然を眺めるとリラックスできる人はあくまで多数派です。少数派ですが自然が嫌いという人もいます。

その場合は、自分の好きな遠くの景色を眺めればよいのです。猫の例を出しましたが、猫が好きではない人にとって、猫探しは何の興味も持てないでしょう。

自分は何が好きかは自分がよくわかっていると思います。自分にとって好ましいものを見ることが重要です。


リラックスする方法の1つに音楽があります。好きな音楽を聞くとリラックスできるという人は多いと思います。

よくクラシック音楽を聞くとリラックスできるという人がいますが、それはクラシックが好きな人の場合に限られます。

それなら、破壊的なサウンドのパンクロックを聞くのは目に悪いのかというと、そんなことはありません。それを好む人にとっては気持ちのよい音楽なので、それでリラックスできているのなら、まったく問題ないのです。

他人の意見にまどわされず、自分が好きな音楽を聞いてリラックスすることが大事だと思います。

◎目がよくなる写真の根拠とは

目がよくなる写真というのがあります。自然の遠近感や広々とした視野が感じられる写真や、立体感があって奥行きを感じられるような写真などが多いようですが、その効果は低いです。実際にはリラックス効果があり医学的に証明されたものが明確にあるわけではないのです。

ただこれも、その写真を見て気持ちよいと感じられる人にはよいということです。例えば、ある雑誌の目がよくなる写真の特集に、鮮やかな金魚の群れが泳いでいる写真を見たことがあります。

確かに、きれいで多くの人はリラックスできそうな写真ですが、魚が嫌いな人は気持ち悪いと思うかもしれません。あくまで多数派向けにセレクトされたものなのです。

極端な話ですが、髑髏《どくろ》の絵とか、一般的にグロテスクとされているものでも、それが趣味の人はリラックスできるのです。そういう人は少数派であるだけです。そこを勘違いしないで、目がよくなる写真なども効果的に利用するのはよいと思います。効果はそれなりですが楽しめるのがよい点です。

コラム3

白内障の一番優れた手術法は?

白内障の手術法は、何種類もあります。どんな手術法で行うかは術者（執刀医）によって違います。

眼科のホームページなどで、いろんな医者が、自分の手術法が最新だといっていますが、どれが最新かという議論はほとんど意味がありません。

最近はメスをまったく使わず、すべてレーザーで行う手術法が出てきましたが、保険が利かないので全部自費になってしまいます。

またレーザーを使った手術法といっても、従来の方法よりも、わずかに精度が上がる程度なので、そこまでする必要があるのか？　と個人的には思ってしまいます。

平成の頃はフェイコ・プレチョップ法が白内障手術法のブームになりましたが、今はそれほど流行っていません。

ちなみに、私（平松）は、一般的なディバイド・アンド・コンカーという手術法で行っていますが、どの手術法が一番優れているかという議論もほとんど意味がないと思います。

それよりも、本文で述べたように、白内障手術を受けるタイミングや、単焦点レンズにするか多焦点レンズにするかの選択などのほうが重要でしょう。

第4章

元気な目を取り戻す
6つの方法

◎目はトレーニングやケアでよくなる

目をよくするには日頃から遠くを見る習慣をつけることが重要であるのはいうまでもありません。もちろん医学的なチェックなどがまずは一番です。

それを意識しつつ、さらに目をよくするトレーニングや目のケアを行うと、さらに目の老化予防に役立ちます。

本章では「元気な目を取り戻す6つの方法」として、6種類の方法を紹介することにします。

これらを継続して行うことによって、あなたの目はもっとよくなるでしょう。以下が6つの方法です。

①目と脳の連携をよくするトレーニング
②ピント調節を高めるトレーニング
③有効視野を広げるトレーニング
④目の温めケアとマッサージ

⑤緊張した目の筋肉をほぐすケア
⑥自律神経を整えるマインドフルネス

①は目から入った光を認識する脳の機能を高める方法。それによって目と脳のつながりがよくなります。
②は目の老化によって衰えがちなピント調節機能を改善させるトレーニング法。これを行うことでピントが合いやすくなるでしょう。
③はその名のとおり視野を広げるトレーニング。これを続けることで、より広い視野でものを見ることができるようになります。
④もその名のとおり、目を温めてケアする方法。目を休めるには温めるのが基本です。そのための方法がいくつかあります。
⑤は緊張した目を休ませる方法。目というのは休ませるのがむずかしい器官ですが、この方法でしっかり休めることができます。
⑥は自律神経を整えるケア。呼吸に集中することで自律神経を整えるマインドフルネスを紹介します。

1　目と脳の連携をよくするトレーニング

目と脳の連携をよくするトレーニングには3つのやり方があります。ガボール・アイ、透かし見トレーニング、ペーパー裏読みトレーニングの3つです。

いずれのトレーニングも見づらいものを見ようとすることで、脳がよく働くようになるという考え方が元になっています。

3つのうち、もっとも効果があるのが第3章で予告したガボール・アイです。近視や老眼の改善など、約7割の人に効果が出ています。

本書では1パターンしか掲載できませんでしたが、私が監修したガボール・アイのトレーニングブックがいくつか発売されているので、これを試して興味を持たれた方は、それらを活用して、さらにレベルアップを目指してください。

透かし見トレーニングやペーパー裏読みトレーニングは、手近にあるものでできるので、誰でもすぐ始めることができます。

◎ガボール・アイ

ガボール・アイの元になっているのは、ホログラフィ（空間に立体的な映像を映し出す光学技術）の発明によって1971年にノーベル物理学賞を受賞したガボール博士の考案によるガボールパッチです。

ガボールパッチは、白と黒のコントラスト（明暗の差）がある図形です。コントラストの差があいまいな図形をよく見ることで、脳がどこに差があるのかを確認し、差を判別する能力を高めます。その結果、あいまいだった差がはっきり見えるようになり、視力が改善されるのです。

ガボール・アイは老眼や近視の改善が報告されています。アメリカ、カンザス大学の研究では、被検者全員（初期老眼21人、近視17人）の視力が改善し、老眼では近見視力が平均で0・3向上しました。

また私の外来の患者さんの例では、老眼で近見視力が0・6（0・6以下が見えないと老眼）だったのに、1・0まで改善した人もいます。

ガボール・アイ

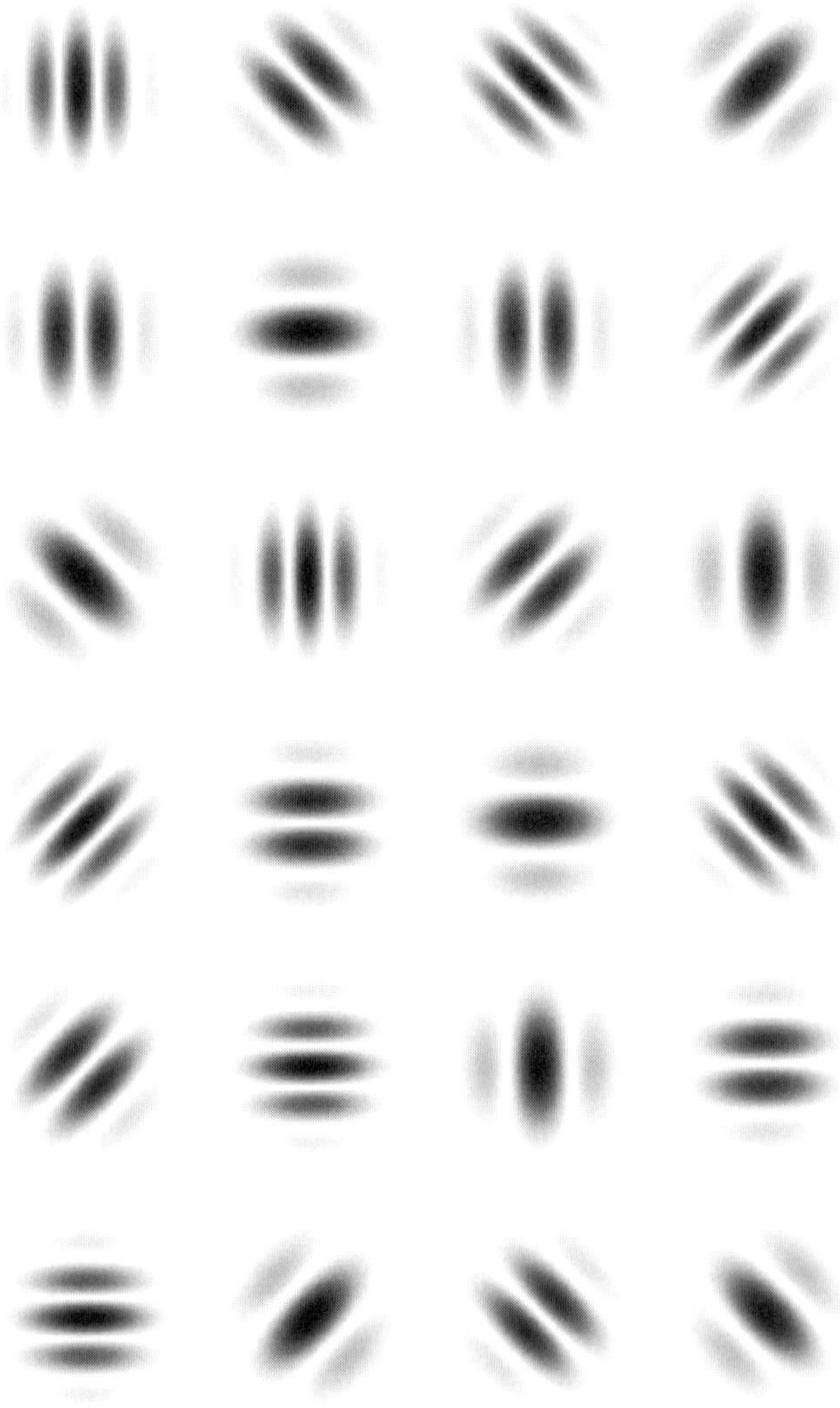

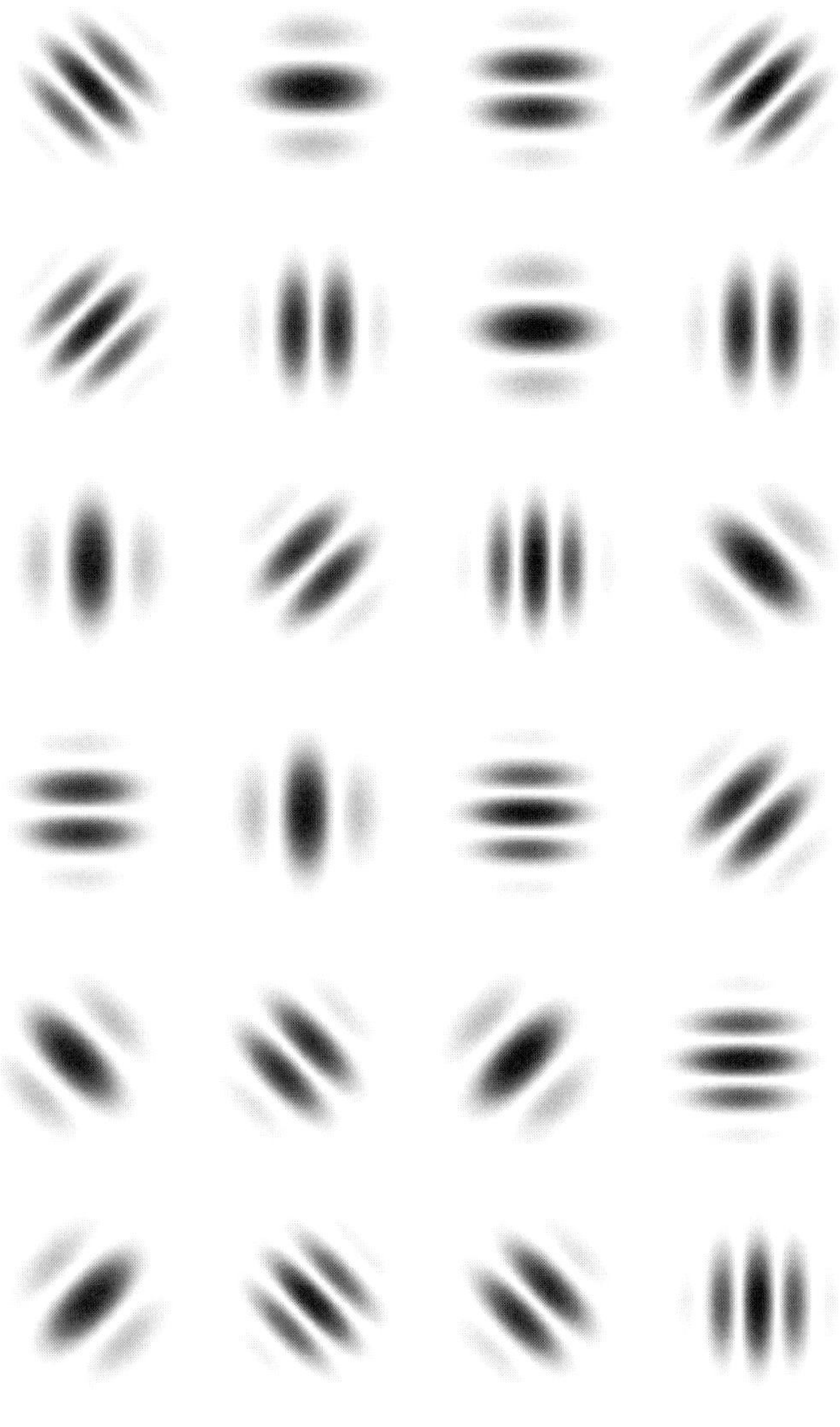

◎ガボール・アイのやり方

ガボール・アイは、次のようにして行います。まずガボール・アイの見開きページ（148～149ページ）を目から30～40㎝ほど離します。

そして右ページの右上の図形を1つだけ見て、同じ模様の図形がどこにあるか探して見つけてください。

次に見つけた図形の1つ上にある図形をよく見て、同じ模様がどこにあるのかを探してください。

見つけた図形が一番上で、上の図形がない場合は、1つ下の図形を居て、同じように続けます。

間違えるかもしれませんが、当てることが目的ではないので、図形の違いをしっかり見ることを意識して行ってください。

何度かやっていると覚えてしまうので、慣れてきたら、左ページの左下の図形から始めるとか、パッと目についた図形や、適当に指さした図形からから始めるようにするのもよ

ガボール・アイのやり方

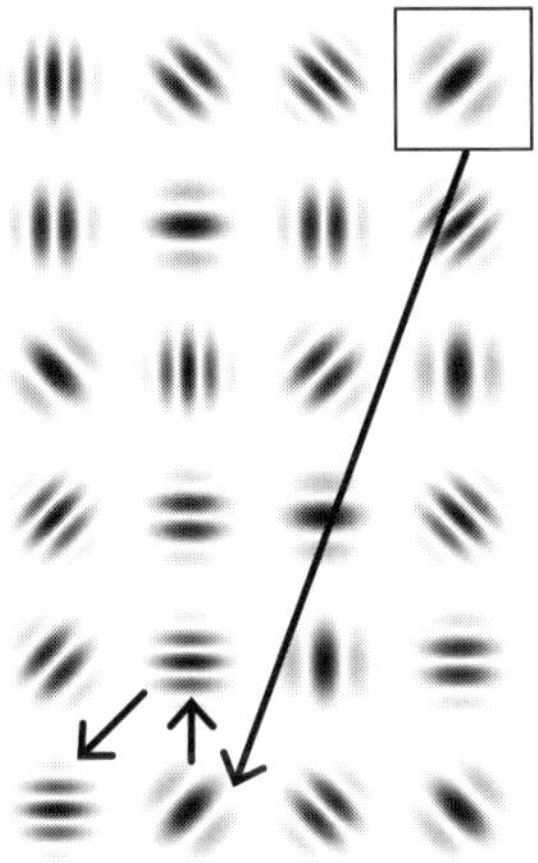

本を目から30〜40cmほど離して右上の図形を見て、それと同じ図形を探します。次に見つけた図形の1つ上(上がなければ下)の図形を見て、それと同じ図形を探します。同じようにして次の図形を見つけます。これを5分間を目安に続けます。やりすぎると目も脳も疲れてしまうので、3分たったらやめましょう。答えを見つけることが目的ではありませんが、しっかり同じものを探して行ってください。

慣れてきたら、スタートを右下、左上、左下にするとか、本を逆さにするとかしてやるのもおすすめです。あるいは、パッとスタートする図形を決めて、そこから始めるというのでもよいでしょう。大事なのは記憶に頼るのではなく、毎回きちんと見て続けることです。

いと思います。

ガボール・アイを行う時間は、1日5分くらいが適当です。

これを毎日継続することで、目と脳がうまく連携するようになり、視力が向上します。

老眼の改善を目指している人であれは、1週間おきくらいに、89ページの近見視力表で、視力が上がったかどうか確認しましょう。

近視の改善を目指している人は、ぼんやり見える遠くの目標物を定点観測して、はっきり見えるようになるかどうかを確認するとよいと思います。

◎透かし見トレーニング

本来はガボール・アイがよいのですが、手元にないときのための代替法となります。図形などを写し取るトレーシングペーパーという半透明の紙があります。文房具店やネットショップで購入することができます。

本や雑誌などの活字の上にトレーシングペーパーを2～3枚重ねて当てて、文字を読むようにします。すらすら読めないので、ガボールアイのような効果が得られます。

読みづらいときは、大きな活字の本から始めましょう。それが読めるようになったら、もっと小さい活字を読むというふうにレベルアップしていけばよいと思います。

新聞の折り込みチラシを利用してもよいでしょう。チラシには大小さまざまな活字がありますし、文字にいろんな色がついています。色によって見づらい文字もあるので、それをよく見ようとすることで脳のトレーニングになります。

時間はガボール・アイと同様、5分くらいで十分です。やりすぎると、逆に脳が疲れてしまうので注意しましょう。

透かし見トレーニングのやり方

始める前に

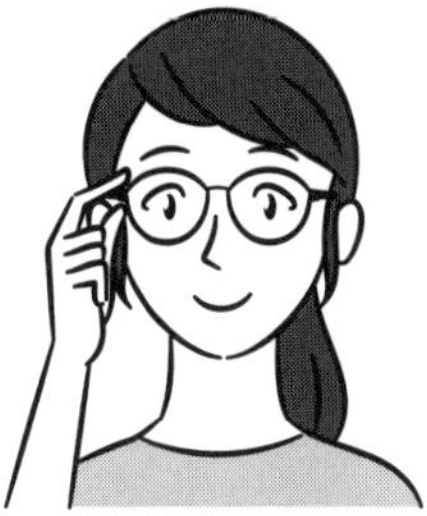

近視のメガネやコンタクトレンズ、老眼鏡を普段している人はいつものようにつけて行う

用意するもの

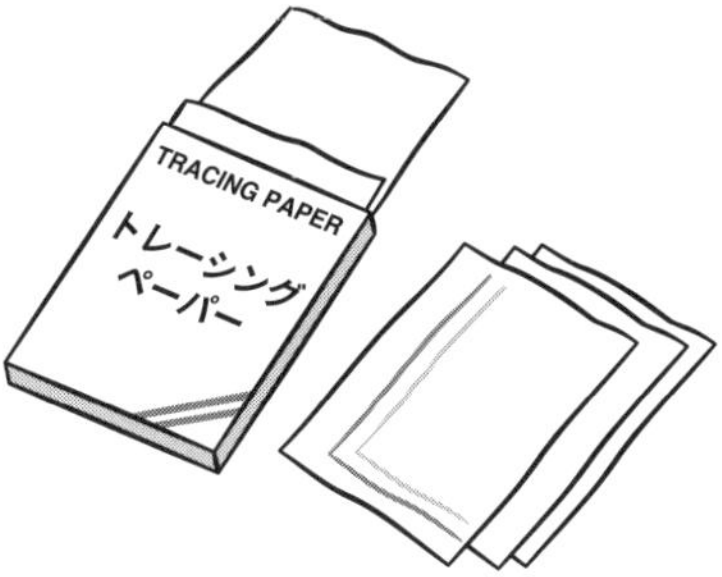

トレーシングペーパー（透けて見える紙）2〜3枚

※トレーシングペーパーは文房具店やネット通販で入手可能

片目でも透かし見する

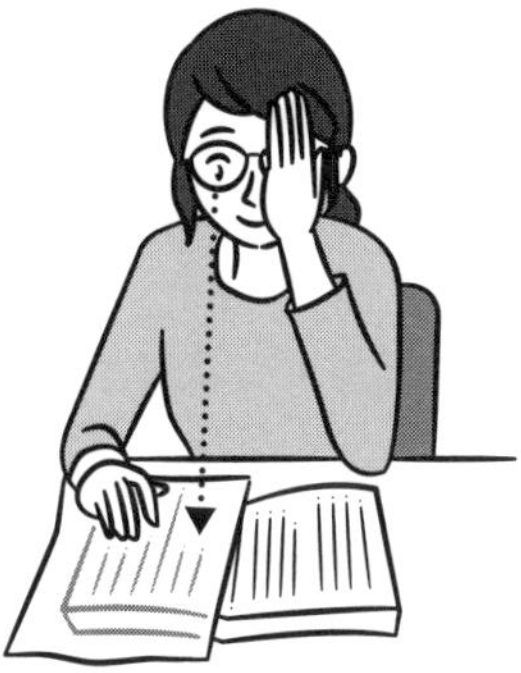

両目だけでなく片目ずつ読んでみる。とくに左右の視力差がある人は効果が出やすい

透かし見する

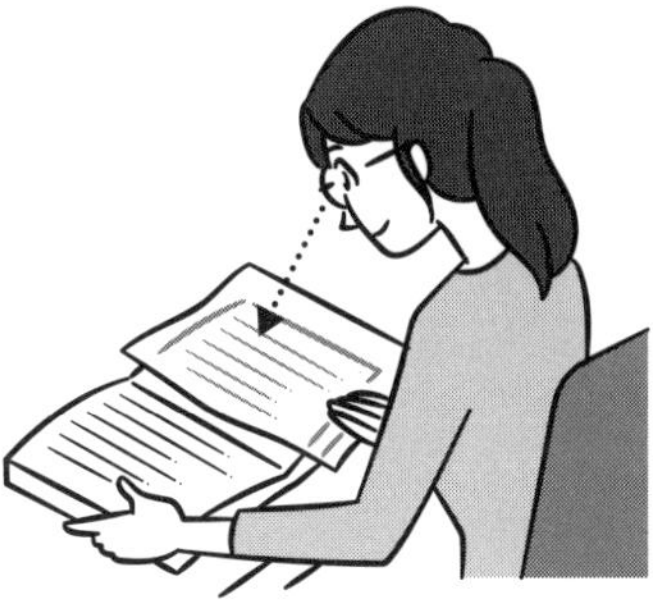

トレーシングペーパーを本などに2〜3枚重ねて読んでいく。1枚では普通に読めてしまうので、やや読みづらくなるよう枚数を重ねる

ペーパー裏読みトレーニング

本来はガボール・アイがよいのですが、手元にないときのための代替法となります。紙の片面に印刷された文字を裏返しにして読むのも、脳のトレーニングになります。反転した文字を読むので、難易度は透かし見トレーニングよりも高くなります。

一番入手しやすいのはレシートでしょう。これを裏返して透かしトレーニングのようにして読むのです。

裏返しただけでは読めない場合は、外光や照明に当てて、透かして見るとはっきり見えてきます。

店名や購入した商品名など文字があるところを読むようにします。スラスラ読めないと思いますが、それを解読していくことで、脳を働かせることになります。

片面コピーの資料などを裏から読んでも同じです。自宅にそんな資料がたくさんある人は、それで試してみてもかまいません。

裏読みトレーニング用に、大きめの文字で印刷されたものや、小さい文字で印刷されたものなど、いろんなパターンがあるとさらに効果的です。

ペーパー裏読みトレーニング

レシートの裏読み

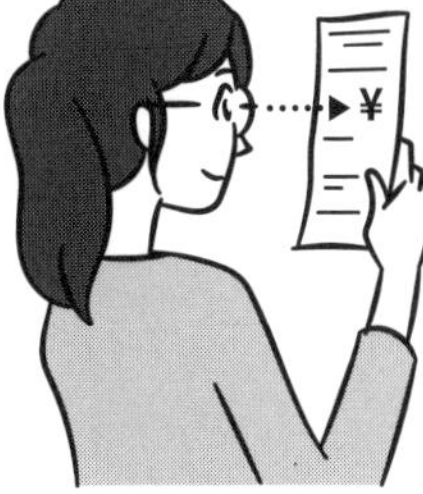

レシートを裏返して書かれている文字や数字を読む。両目だけでなく片目でも読む

始める前に

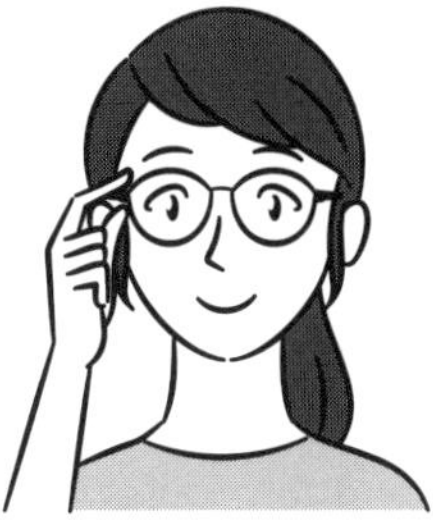

近視のメガネやコンタクトレンズ、老眼鏡を普段している人はいつものようにつけて行う

光をあてて読んでもよい

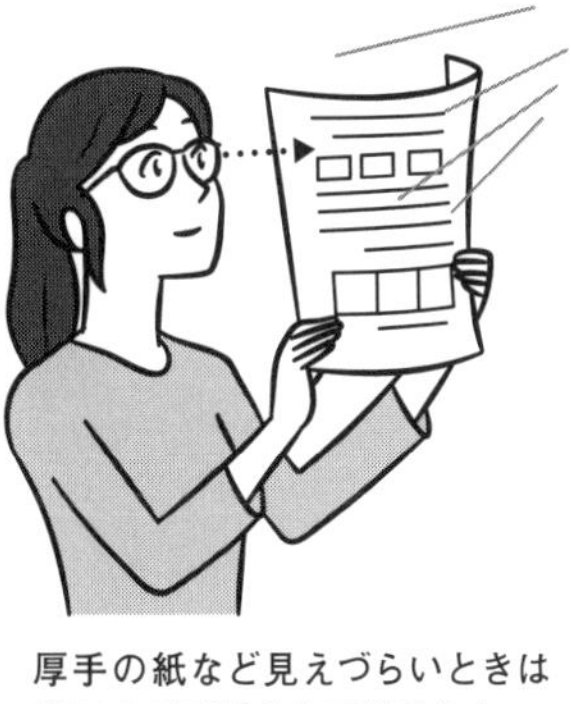

厚手の紙など見えづらいときは光にあてて透かして見てもよい。両目だけでなく片目でも読む

片面印刷書類の裏読み

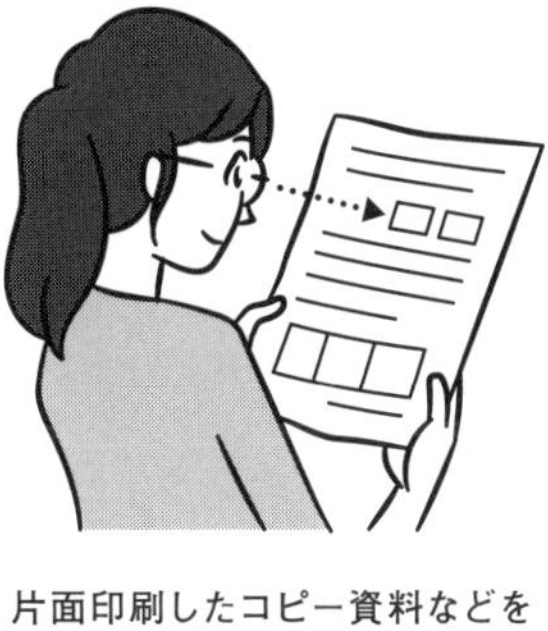

片面印刷したコピー資料などを裏返して読む。大小いろんな大きさの文字があるとよい。両目だけでなく片目でも読む

2　ピント調節を高めるトレーニング

遠近を交互に見て、ピント調節機能を高めるトレーニングです。手元を見すぎることがよくないと何度も述べてきましたが、それは毛様体筋という筋肉の酷使につながり、ピント調節がスムーズに行われなくなるからです。

そこで、遠くと近くを交互に見ることで、毛様体筋のストレッチを行うのが、このトレーニングです。

まずペンを手に持ち、ペンの頭を目から30㎝ほど離して、そこにピントを合わせます。ペンはピントを合わせるための指標なので、どんなものでもかまいません。なければ指先を指標にしてもよいのです。

次に2m以上先の目標物に視線を移して、ピントを合わせます。屋外なら樹木や建物、屋内なら壁の時計などを目標物にします。

ポイントは近くも遠くもしっかりピントを合わせること。ただ視線を移動するのではなく、そのたびにしっかりピントを合わせることで、ピント調節機能が回復します。

ピント調節を高めるトレーニングのやり方

①ペンの頭にピントを合わせる

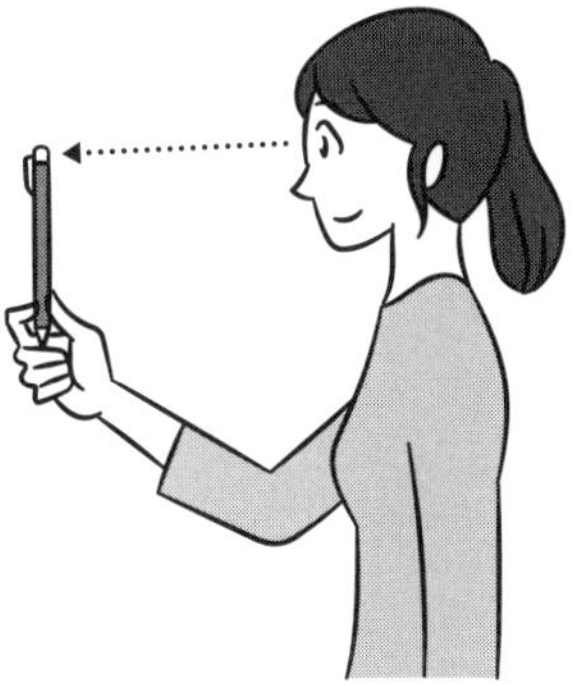

ペンの頭を30cmくらい離して、そこにピントを合わせる。ペンがなければ指先をペンに見立ててもよい

②遠くの目標物にピントを合わせる

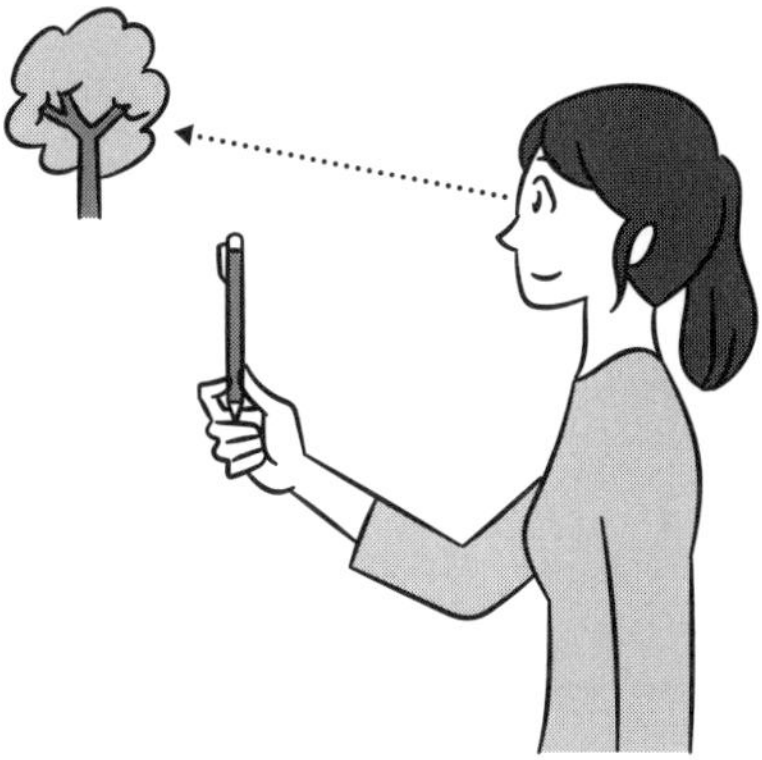

ペンから視線を外し、2m以上先の目標物にピントを合わせる。1と2を交互に10回繰り返して1セット。1日何セット行ってもよいが、疲れたらやめる

3　有効視野を広げるトレーニング

目をよく見るための要素の1つに「視野」がありますが、視野もトレーニングによって広くすることができます。本来は私の書籍『1日3分見るだけで認知症が予防できるドリル　脳知覚トレーニング28問』のドリルをやっていただけるのが一番ですが、手元にない人もいらっしゃると思いますので、代替の方法をご紹介します。

用意するものは新聞の株式欄。やり方は株式欄を手に持ち、株式欄の中央が目からまっすぐの位置にくるようにして、そこに両目でピントをぴったり合わせます。その位置にマジックペンなどで●印をつけておくとよいでしょう。

次に片方の目を閉じ、もう一方の目で株式欄の中央を見ます。そこから眼球を動かさないで、見える範囲をさらに広げるように意識して視野を広げます。見えにくいところがあれば、そこをどうにか見ようというイメージで、がんばってみます。

これを毎日2〜6分（片目1〜3分）くらい行うと、視野が広くなり、以前よりも見やすくなることがわかっています。

視野を広げるトレーニングのやり方

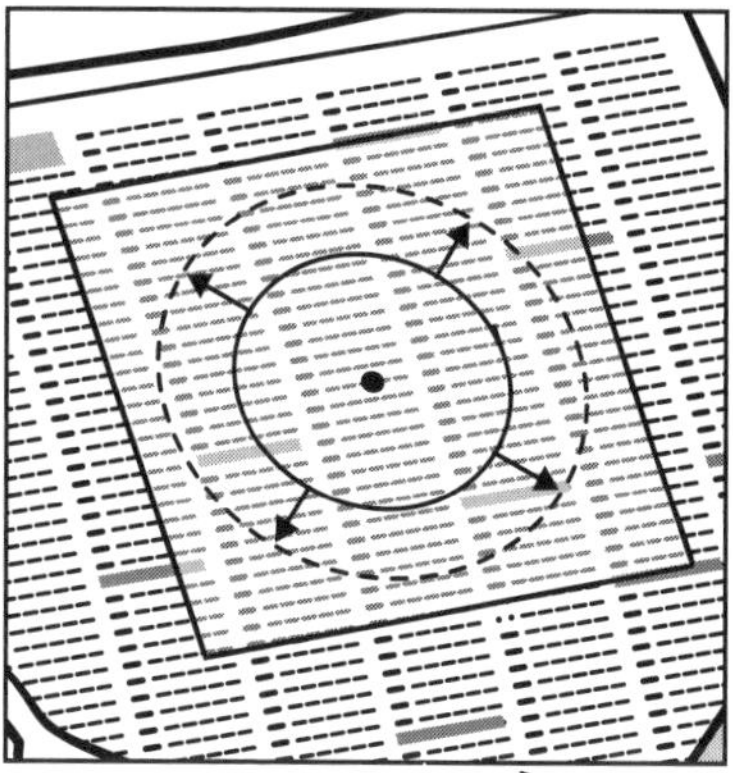

新聞の株式欄を両手に持ち、株式欄の真ん中あたり（マジックで●を描いておいてもよい）を両目で見る。真ん中（●）がまっすぐ目の前になるようにしたら、新聞を前後に動かし、両目で細かい文字にピントを合わせる。メガネや老眼鏡が必要な人はいつものように

視野の周辺を見ようとがんばる

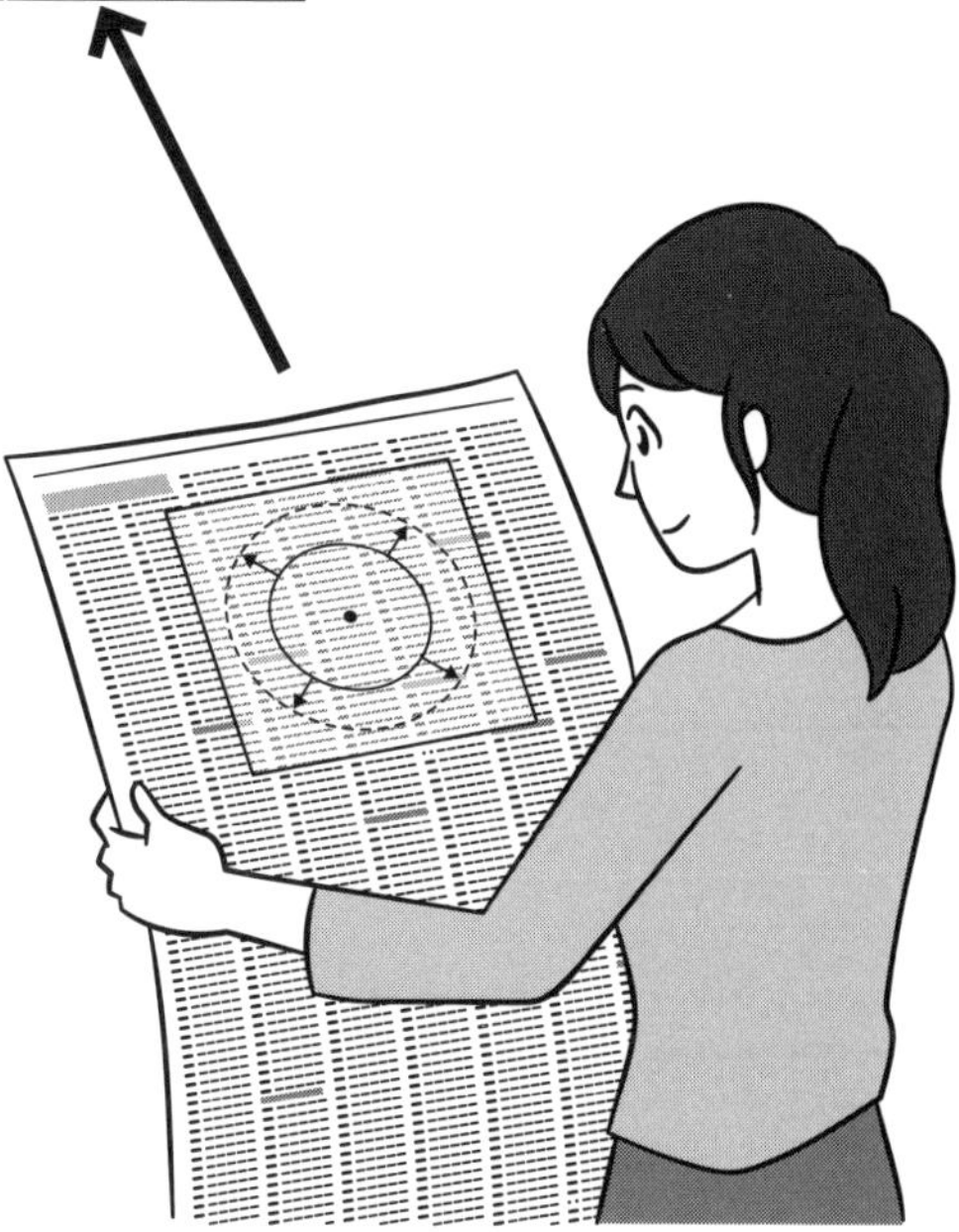

ピントが合ったら、片方の目を閉じて、視野の周辺（実線の部分）がどのくらいかを確認し、眼球を動かさずに、さらにもっと周辺（点線の部分）まで見ようとがんばる。これを1～3分行う。もう片方の目も同じように1～3分行う。最初は1分くらいから始め、だんだん長くするのがよい

4　目の温めケアとマッサージ

目を休める方法の1つが、まぶたを温めること。目の表面は油を含んだ水（涙）によって覆われていますが、まぶたを温めると、まぶたの血流がよくなって、まぶたにある油分泌腺（マイボーム腺）から油が出てくるので、目の疲れやドライアイが回復します。やり方には、ホットアイとパームアイがあります。

ホットアイとパームアイ

ホットアイは、水でぬらしたタオルを軽く絞り、電子レンジで温めて、まぶたの上に置きます。目が気持ちよく感じられるでしょう。

パームアイは、手を軽くこすり合わせ、手のひらが温まってきたら、目の上を手のひらで包み込むようにして温めます。決して眼球を押さえつけないようにしてください。

ホットアイもパームアイも、アレルギーなどで目がかゆいときやまぶたが腫れているときは行わないでください。炎症があるときに目を温めてはいけません。かゆみや腫れが強くなることもあるので注意してください。

ホットアイのやり方

まぶたの上に乗せる

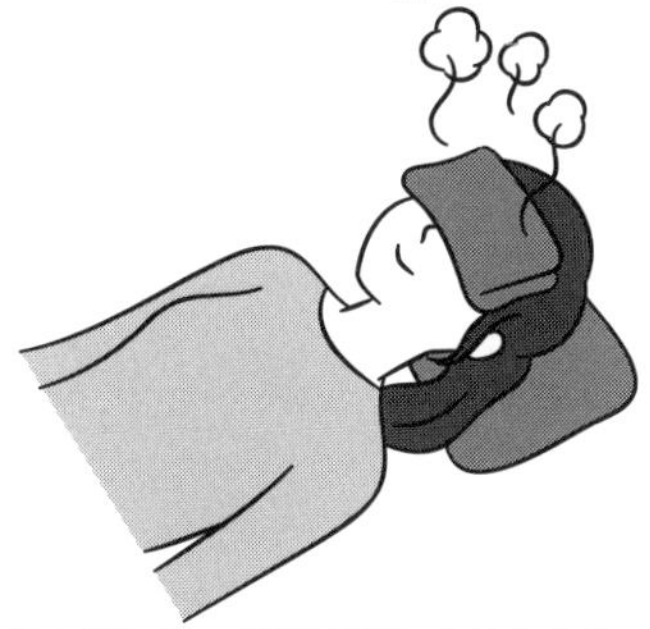

あおむけになって目を閉じ、まぶたの上にホットタオルを乗せる。冷たくなったら、もう1本のタオルと交換する。2枚のタオルで1回5分。1日2回くらい行うのが目安

ホットタオルを2枚つくる

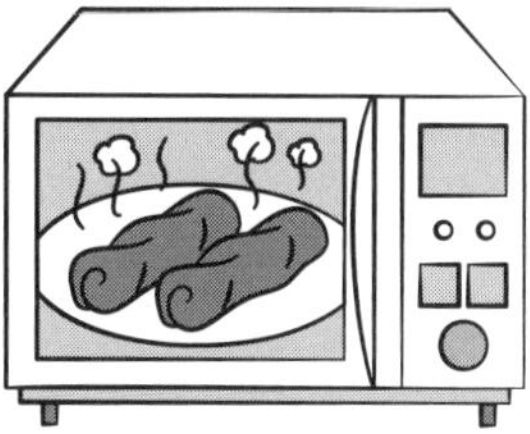

タオルをぬらして軽く絞り、電子レンジ(600W)で40秒温めてホットタオルをつくる。2本温めるのは、最初のタオルが冷えた後に使うため

※タオルが熱すぎるときは少し冷めてから乗せる

パームアイのやり方

目の上に手を乗せる

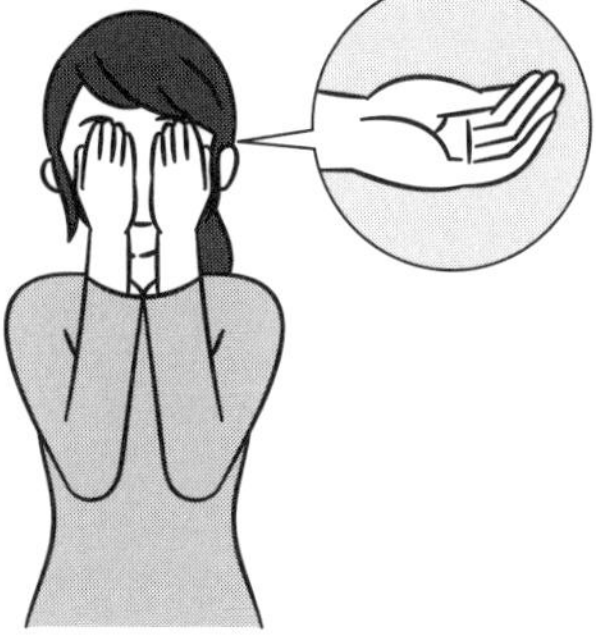

温かくなった手のひらを丸いカップ状にして、目の上に乗せて20～30秒温める。2～3回続けて行ってもかまわない。目に手が触れないように

手をこすり合わせる

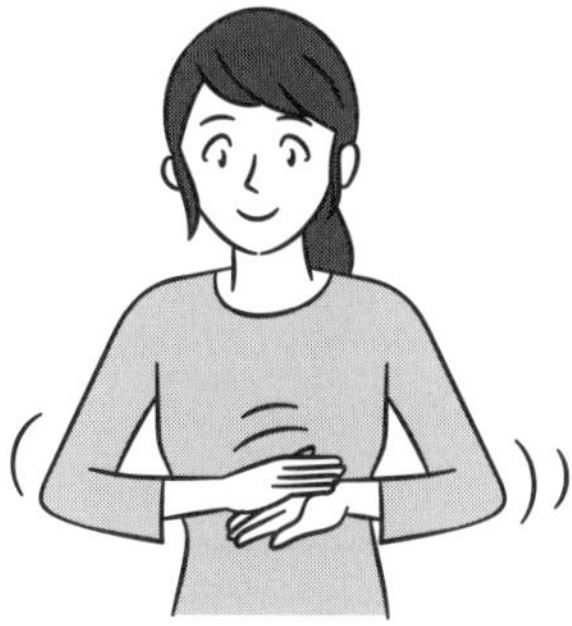

手のひらが温かくなるまで両手をよくこすり合わせる。20～30回が目安

◎まぶたのマッサージ

ホットアイやパームアイと一緒にやると効果的な目のマッサージです。ドライアイなどで目が疲れやすい人は、まぶたのマイボーム腺が詰まって油が出にくい状態になっていることが多いのですが、これをマッサージによって、油の分泌を促すのです。

また油は温めると溶けて分泌しやすくなります。ホットアイやパームアイはその効果を期待して行うのですが、中にはだまのように固まったままの油もあります。

まぶたのマッサージを行うと、そのだまになった油を直接的に取り除く効果が期待できます。さらにマッサージ効果でまぶたの血流がよくなり、油が溶けやすくなります。

やり方は、左ページのイラストを参考に行ってください。最初はまぶたの上から下にマッサージ。次に内から外にマッサージします。そして最後に、チューブから歯みがき剤を押し出すようなイメージで、まぶたのふちをつまんで油を押し出します。

なお目を直接押してはいけません。強くやると押してしまうことがあるので、「やさしく、軽く」を心がけてマッサージしてください。

まぶたのマッサージのやり方

まぶたの際へ

両手の人さし指の腹で、それぞれの目の外側の際を、上から下に向かって10回やさしくなでる。次に下まぶたの外側の際を下から上に10回やさしくなでる。目は閉じて行う

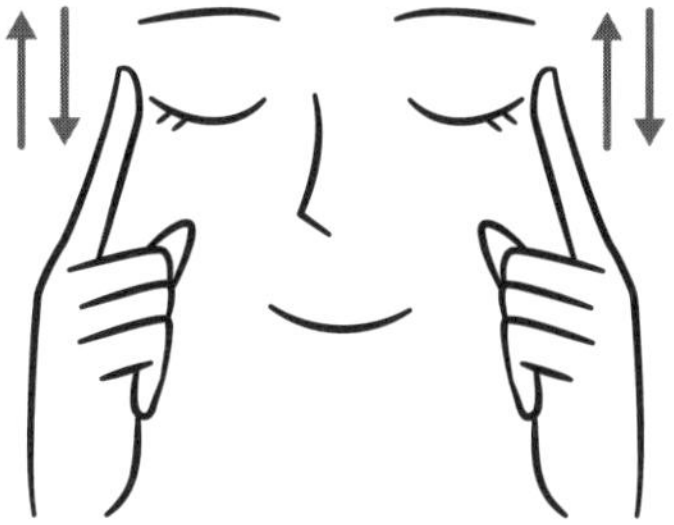

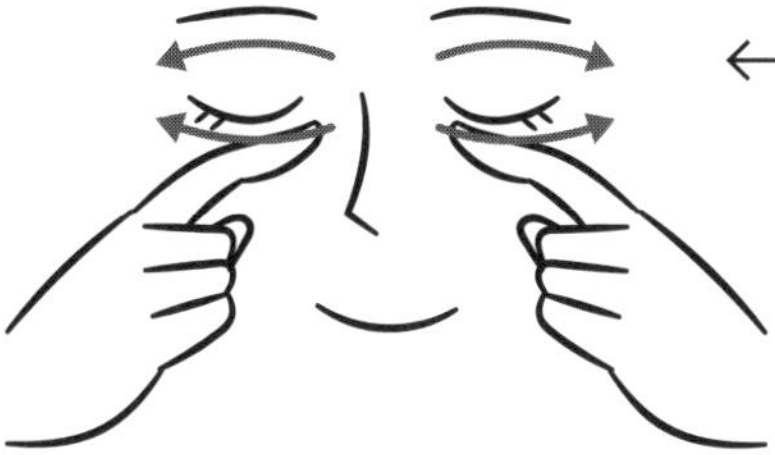

目頭から目尻へ

両手の人さし指の腹で、それぞれの上まぶたを目頭から目尻に向かってやさしくなでる。下まぶたも同じように行う。目は閉じて行う

まぶたをつまむ

両手の親指と人さし指で、それぞれの目の上まぶたを少しだけつまみ上げるようにして刺激を与える。下まぶたも同じように行う。それぞれ10回。目は閉じて行う

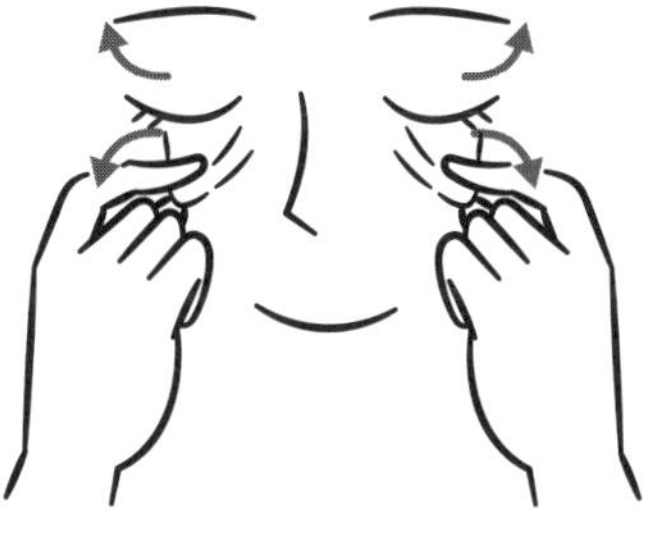

5　緊張した目の筋肉をほぐすケア

眼科の検査の1つで、台の上にあごを乗せてレンズをのぞき込む検査があります。いろんな画像を見せられますが、ピントがバッチリ合ったり、ぼやけたりします。バッチリとピントが合った後、ボワーッとしたものを見せられるのは、雲霧《うんむ》法といって、いったん目の緊張をほぐし、正しい視力を測定したいからです。

これと同じような効果が得られるのが、100円（税別）メガネを用いた方法です。用意するものは、100円ショップで売っている老眼鏡（度数が＋2のもの）。

これをかけると、ピントがまったく合わないぼやっとした視界になります。このとき目はリラックスした状態になっています。

何も見ないようにしているつもりでも、目はどこかにピントを合わせています。しかし、＋2のメガネをかけると、あまりにもピントが合わないため、目はピントを合わせるのをあきらめてしまいます。それによって、緊張状態が続いていた毛様体筋がゆるんで、本来のピント調節機能が復活するのです。

100円メガネ法のやり方

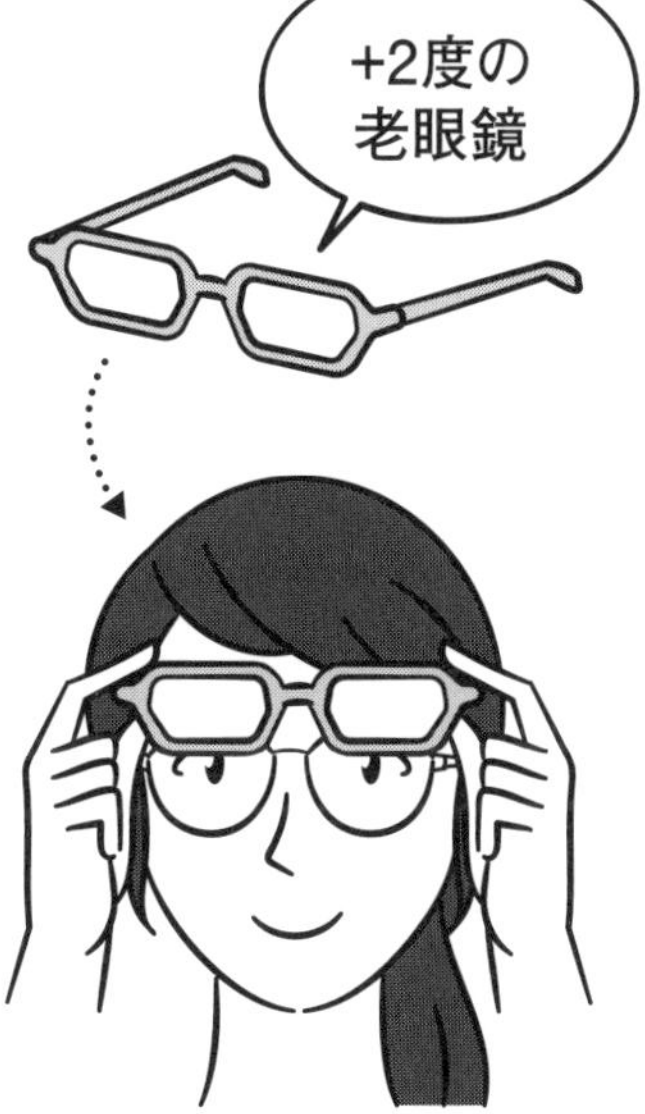

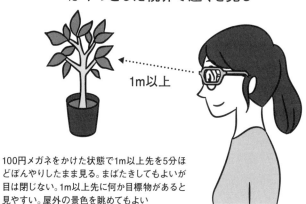

100円メガネをかける

100円ショップなどで販売されている+2度の老眼鏡を用意。このメガネをかける。近視のメガネやコンタクトレンズをしている人はその上からかける。老眼鏡を購入するときは、度が+2度かどうかよく確認すること

ぼやっとした視界で遠くを見る

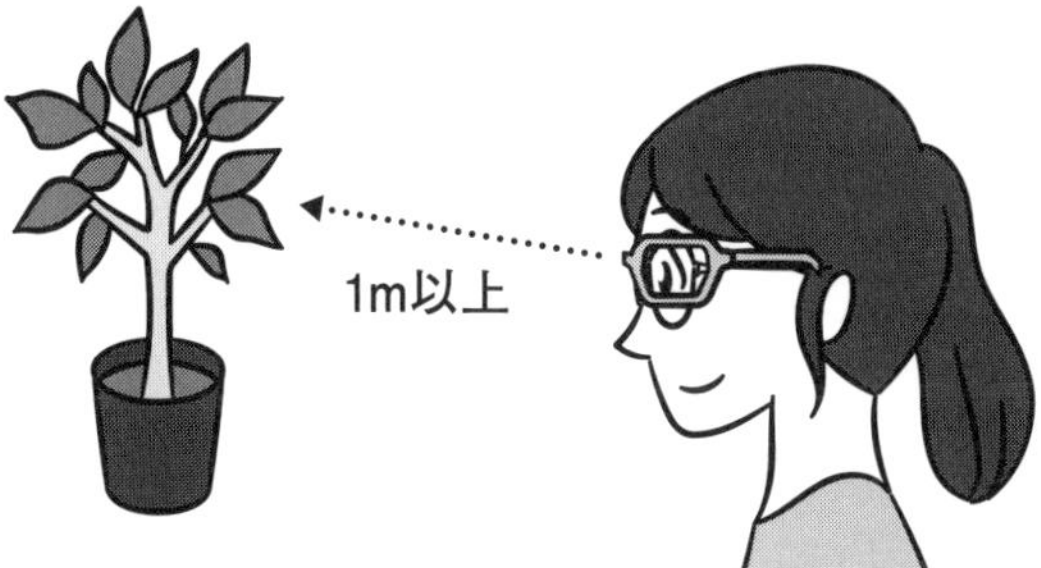

100円メガネをかけた状態で1m以上先を5分ほどぼんやりしたまま見る。まばたきしてもよいが目は閉じない。1m以上先に何か目標物があると見やすい。屋外の景色を眺めてもよい

6 自律神経を整えるマインドフルネス

マインドフルネスとは、瞑想法の一種で、ストレスから解放されて、自律神経が安定し、リラックスできるメソッドとして注目されています。目にも効果があり、マインドフルネスを行って、眼圧が4くらい下がったという研究があるほどです。

マインドフルネスの解説本などを読むと、過去や未来にとらわれず、「今、ここ」の現実に集中することで、悩みなどからも自由になれるといったことが書かれていますが、あまり難しく考える必要はありません。

ポイントは呼吸だけに集中することです。呼吸法は腹式呼吸、おなかをふくらませて息を吸い、おなかをへこませて息を吐きます。その際、吸う時間と吐く時間を1：2ぐらいの割合にします。

そして、意識は呼吸に集中します。その間は何も考えないようにします。何か過去のことが頭に浮かんでしまったら、「考えたな」と認識するだけで引きずらず、すぐにまた呼吸に意識を戻すようにします。

マインドフルネスのやり方

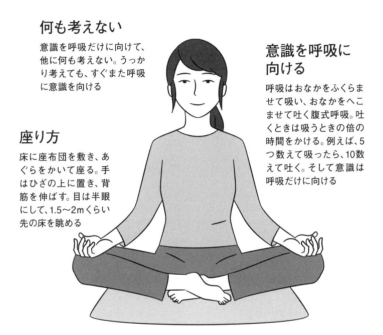

何も考えない

意識を呼吸だけに向けて、他に何も考えない。うっかり考えても、すぐまた呼吸に意識を向ける

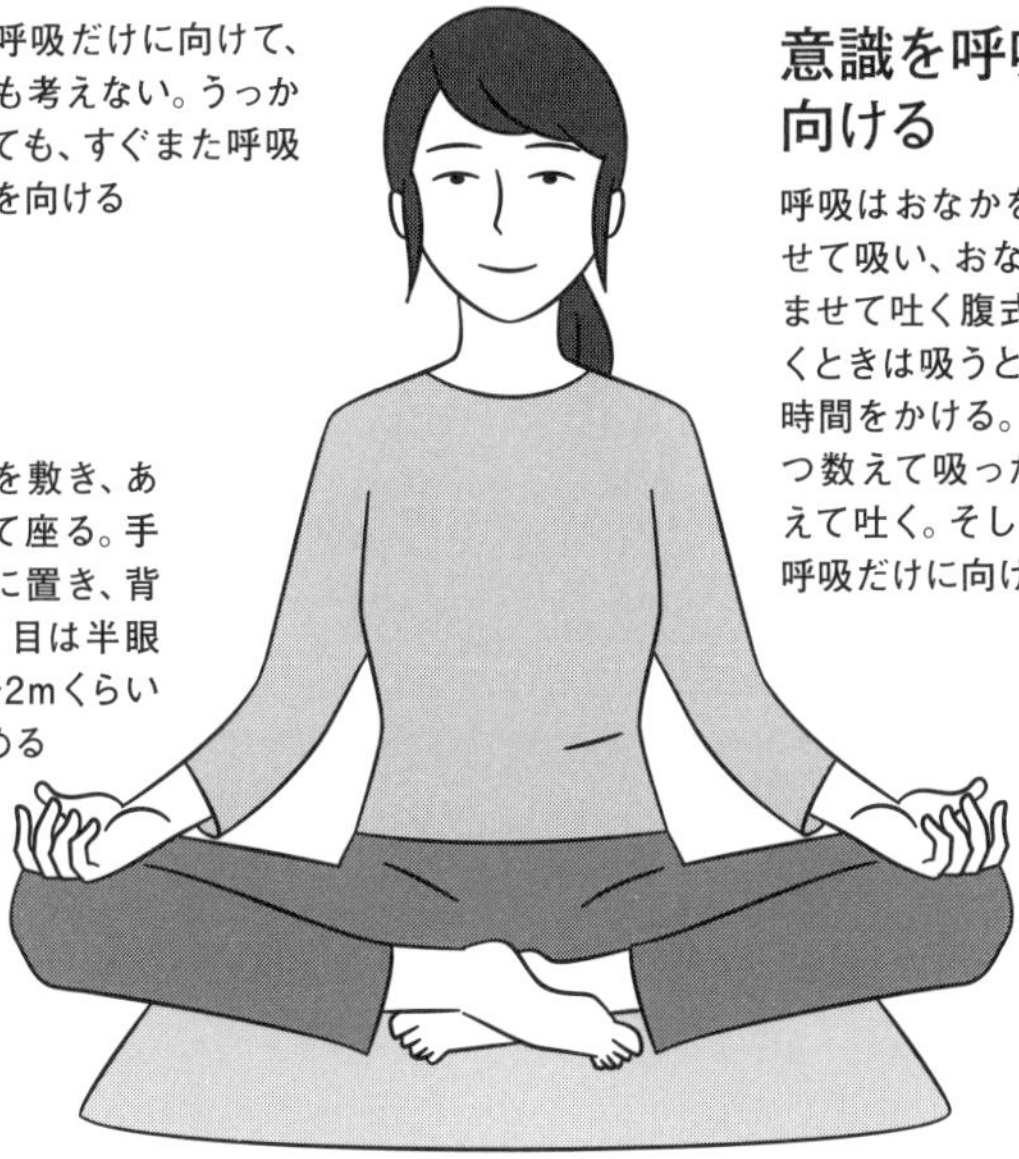

意識を呼吸に向ける

呼吸はおなかをふくらませて吸い、おなかをへこませて吐く腹式呼吸。吐くときは吸うときの倍の時間をかける。例えば、5つ数えて吸ったら、10数えて吐く。そして意識は呼吸だけに向ける

座り方

床に座布団を敷き、あぐらをかいて座る。手はひざの上に置き、背筋を伸ばす。目は半眼にして、1.5～2mくらい先の床を眺める

あぐらができない人は正座やイスに座って行ってもよい

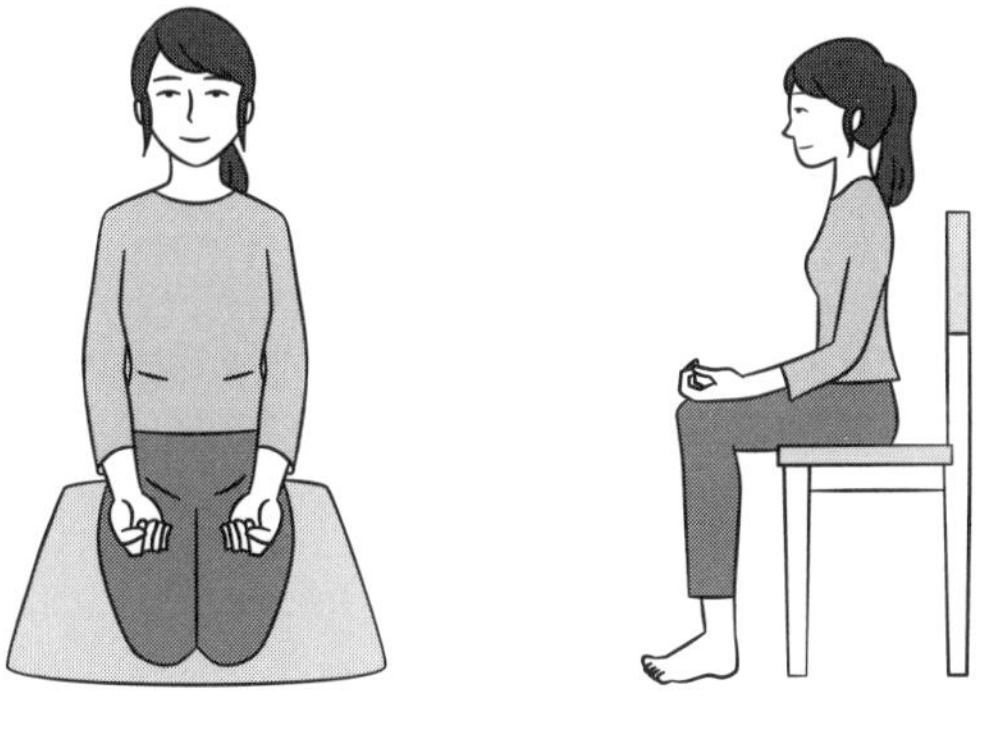

コラム4

最先端を走るiPS細胞による眼科の再生医療

2012年にノーベル医学・生理学賞を受賞した山中伸弥先生（京都大学iPS細胞研究所教授）が開発したのがiPS細胞です。

iPS細胞は再生医療に役立つ技術として注目されていますが、なかでも進んでいるのが眼科の分野です。すでに角膜の再生や黄斑変性、網膜色素変性症などでは結果が出ています。

治療法もiPS細胞を培養してシート状にしたものを患部に貼り付けるだけです。

角膜の混濁によって起こる視力障害は、これまでは亡くなられた方から提供された角膜や人工角膜を移植するしかありませんでした。それが、iPS細胞で作成した角膜上皮細胞のシートを黒目の上に貼り付けるだけで角膜を再生できるようになりました。このような技術はずいぶん進んでいます。

黄斑変性や網膜色素変性症など網膜の再生医療も臨床試験が進んでいますし、視神経の再生医療も研究が進んでいます。

今後はこれらの病気の治療にもiPS細胞が普通に用いられるようになっていくでしょう。

第5章

目をよくする食事・運動・生活習慣

◎目をよくする栄養素がある

目と栄養は関係がないと思われるかもしれません。でも私たちの体は食べたもの（栄養）でできていますから、無関係なはずがありません。

全身の細胞はつねに新しい細胞と入れ替わっています。日々、生まれ替わっているといってもよいでしょう。

目の細胞が生まれ替わるときに古い細胞ははがれ落ちます。はがれ落ちた角膜の細胞は目やにとなって排出されます。まずは「目は絶えず生まれ替わっている」という事実を知っておいてほしいのです。

目が生まれ替わるためには栄養が必要です。目の健康のための栄養は、全身の健康のための栄養と基本は同じです。

よくいわれるように肉や魚、野菜などをバランスよく食べ、かつ食べすぎや飲みすぎにならないようにします。

その上で、目をよくする栄養素があるということを理解してください。いくら目によい栄養素を摂っても、それ以外の栄養のバランスが悪ければ、目はよくなりません。

よく知られている目をよくする栄養素のなかで一番大事なのが、ルテインです。

第2章で説明しましたが、網膜の中心部に黄斑部という部分があります。ここがむくんだり出血するのが黄斑変性という病気で、この黄斑部にたまる栄養素がルテインです。

若い頃の目にはルテインが豊富にたまっていますが、40歳を過ぎた頃から、だんだん減ってくることがわかっています。

そのため、ルテインを積極的に摂取しないと、目がダメージを受けやすくなってしまうのです。

◎ルテインが目の酸化を防ぐ

ルテインは天然のサングラスといわれています。目を紫外線から守ってくれるという意味です。

第2章で述べたように、目は透明なむきだしの臓器です。そのため、紫外線のダメージを受けやすいのです。

目から入った紫外線は、目の細胞を酸化させて、ダメージを与えます。例えば紫外線は水晶体を酸化させて白内障を進めることがわかっています。

こうした紫外線による酸化を防ぐために摂取しなければならないのが抗酸化物質（抗酸化作用のある成分）です。ルテインも抗酸化物質の一種ですが、目のためにはなくてはならない抗酸化物質なのです。

これまでの研究で、ルテインは白内障だけでなく、緑内障や黄斑変性など目の病気に対して広く効果が認められています。

ルテインは植物がつくりだす色素成分の一種です。そのため、ルテインは野菜や果物に含まれています。

左ページにルテインを多く含む食品をまとめました。もっとも多く含むのはケールです。キャベツの原種といわれる野菜で、青汁の原料にもなっています。生のケールはなかなか手に入らないので、青汁で摂るのが現実的です。

モロヘイヤやヨモギもルテインの含有量が多いのですが、一度にそんなにたくさんは摂

ルテインを多く含むおもな野菜（100g中の含有量）

ケール	22.0mg	ブロッコリー	2.00mg
モロヘイヤ	13.6mg	レタス	1.80mg
ヨモギ	11.3mg	グリンピース	1.70mg
小松菜	7.60mg	カボチャ	1.50mg
ほうれん草	4.50mg	乾燥プルーン	0.47mg

※ルテインの含有量には個体差があります。だいたいの目安として参考にしてください。

れません。たくさん食べられる野菜で、含有量が多いのは小松菜やほうれん草、ブロッコリーあたりでしょうか。

またシンガーソングライターのあいみょんさんの歌で有名になったマリーゴールドという花にもルテインが多く含まれています。

このマリーゴールドからつくられた目のサプリメントがあります。野菜不足を自覚している人は、これらのサプリメントで補うのもよいでしょう。

十分なルテインを補給するために、最初のうちは1日10mgを目標に毎日摂ることをおすすめします。

すると目にルテインがたまってくるので、1

~2週間後からは、週2~3回（1回の目標が10㎎）でもよいでしょう。最初は多めに摂るのがコツです。

◎リコピンを摂るならミニトマト

ルテイン以外では、リコピンやアントシアニンといった色素成分も目によいといわれています。

この2つも抗酸化物質の仲間で、目の酸化を防ぐ効果が期待できます。ただメインはあくまでルテインなので、リコピンやアントシアニンは目の健康をサポートするというイメージで摂るとよいのではないかと思います。

リコピンはトマトに多く含まれている色素成分ですが、有名なので名前を知っている人も多いと思います。

最近は「高リコピントマト」と表示されたトマトもありますが、それ以外のトマトでリコピンをたくさん摂りたい人にはミニトマトがおすすめです。

なぜミニトマトがよいのかというと、リコピンはトマトの皮の部分に多く含まれているからです。

同じ量のトマトを食べた場合、ミニトマトのほうが皮を多く食べることになります。その分、リコピンをたくさん摂ることができるわけです。


アントシアニンはブルーベリーやカシスに多く含まれています。ブルーベリーはかつて、目によいサプリメントとしてブームになりました。

事実、ブルーベリーは眼精疲労によいことが報告されています。ただ目の病気に対してはルテインほどの効果がないので、リコピンと同様、目の健康をサポートするものだと思ってください。

サーモンピンクが目をよくする

魚介類でも目によい抗酸化物質を含むものがあります。エビやカニ、サーモン（さけ）、オキアミなどに含まれているアスタキサンチンです。

アスタキサンチンは、オキアミなどが食べる藻に含まれている色素成分です。藻の色素成分を魚や甲殻類が食べることによって体が赤くなります。

また、もともと白身魚のサーモンは、アスタキサンチンの豊富なオキアミを食べることによって、サーモンピンクと呼ばれる色になっていきます。

アスタキサンチンは抗酸化作用が強く、紫外線からのダメージを守る能力も高いのが特徴です。

ルテインのように目にたまる性質はないので、ルテインほど持続効果はありません。ただアスタキサンチンを摂った直後は強い抗酸化作用が発揮されることから、白内障に効果的ではないかという研究もあります。

おやつに摂るならナッツ類

アーモンドやくるみなど、ナッツ類も目によい栄養素が含まれています。ですから、おやつを食べるならナッツ類にしてはいかがでしょう。

ナッツ類にはビタミンEが豊富です。ビタミンAやビタミンC、ビタミンEは抗酸化ビタミンと呼ばれていて、抗酸化作用を持っています。なかでも抗酸化作用がもっとも強いのがビタミンEです。

またナッツ類には質のよい油が含まれています。油には大きく分けて、オメガ6系脂肪酸とオメガ3系脂肪酸があります。オメガ6系脂肪酸はなたね油やサラダ油などに、オメガ3系脂肪酸は亜麻仁油やえごま油に豊富です。ナッツ類は、この2つの脂肪酸のバランスがとてもよいのです。

脂肪酸のバランスが悪くなると、目の表面を覆っている油の質が悪くなり、目を保護する働きも弱くなります。そのバランスを摂るために、ナッツ類がおすすめなのです。

また現代人は、オメガ3系脂肪酸に対して、オメガ6系脂肪酸の割合が高くなっている傾向があります。

このアンバランスを改善する目的で、前述の亜麻仁油やえごま油がブームになっていますが、オメガ3系脂肪酸を摂るなら、青背魚でもよいのです。

さばやいわし、さんまなど背の青い魚には、DHAやEPAといった油が豊富に含まれています。このDHAやEPAもオメガ3系脂肪酸に含まれます。

またDHAやEPAは、血流をよくしたり、動脈硬化を予防する働きがあります。この効果も目によい影響を与えるでしょう。

◎たんぱく質は目をつくる材料

基本の栄養素の中で、意外に重要なのがたんぱく質です。たんぱく質は筋肉などをつくる材料として知られていますが、私たちの体のほとんどはたんぱく質でつくられています。もちろん目もたんぱく質でつくられています。

目が生まれ替わっているように、全身のあらゆる臓器は生まれ替わっています。生まれ替わるための材料がたんぱく質です。

成人の場合、1日に摂るべきたんぱく質量は、体重1kg当たり1gのたんぱく質が必要とされています。体重が50kgの人なら1日50g、70kgの人なら1日70gのたんぱく質が必要になるわけです。

みなさんはたんぱく質が十分摂れていますか？　高齢の女性にはたんぱく質が不足している人が多いのですが、そういう人は緑内障になりやすいともいわれています。

たんぱく質は動物性食品なら牛肉や豚肉、鶏肉、魚、卵、牛乳やチーズなどの乳製品。

植物性食品なら、豆腐や納豆などの大豆加工食品に豊富です。

肉が苦手な人はたんぱく質不足になりやすい傾向がありますが、その分、魚や大豆加工食品を増やすなどして、たんぱく質不足にならないようにしましょう。

◎コーヒーは1日3杯まで

栄養素ではありませんが、水も健康な目を保つためには重要です。体の水分が足りなくなると、血液が濃くなってドロドロになり、網膜の血流が悪くなって、視神経が弱くなるリスクがあります。

夏場などは熱中症の予防のためにも水分補給は重要ですが、500mlのペットボトルの水を一気に飲むと、眼圧が4くらい上昇することがわかっています。

ですから、水分補給するときは一気飲みするのではなく、ちょっとずつ、ゆっくり飲むようにしてください。

私が基本的に推奨しているのは、1回200ml（コップ1杯程度）を、1〜2時間空けて、1日6〜8回くらいに分けて飲むことです。ちなみに1回200mlの量なら一気飲みしても眼圧はほとんど上がらないことがわかっています。

また水を飲むときは、のどが渇く前に飲むのが基本です。のどの渇きを感じたときは、体はかなり脱水しているので、そうなる前に飲む習慣をつけましょう。

水分補給に関して、コーヒーはどうかとよく聞かれるのですが、1日3杯までならとくに問題はありません。

1日に4杯以上コーヒーを飲むと、カフェインの影響で緑内障のリスクが高くなるといわれています。

同じカフェインを含む緑茶はどうかというと、1日3~6杯くらいはよいのではないかといわれています。幅があるのは茶葉によってカフェインの含有量が違うからです。いずれにしても、コーヒーは嗜好品なので、水分補給をするなら水を基本にしてほしいと思います。

のどごしがよいので、糖分がまったく入っていない炭酸水を水代わりに飲む人がいますが、もちろん炭酸水でも大丈夫です。ただ炭酸水は一気飲みしがちなので、ゆっくり飲むことを心がけてください。

◎視力向上ウォーキングのすすめ

第3章で述べたように、有酸素運動は眼圧を下げて緑内障を予防する効果が知られています。

また有酸素運動は寝たきりや認知症の予防にもなり、全身の健康維持にも役立つので、習慣化してほしいと思います。

有酸素運動には、ジョギングやランニング、水泳などがありますが、もっとも気軽にできるのがウォーキングです。

時間は第3章で述べたように、週3回、1日30分が最低ラインです。今まで運動の習慣がなかった人はこのレベルから。もっとできるようになったら、少しずつ時間を増やしていくとよいと思います。

せっかく歩くなら、目の運動も同時に行いましょう。題して「視力回復ウォーキング」です。以下の5つのポイントを意識して歩きましょう。

①基本は少し息が上がるくらいの早歩き

②できるだけたくさんのコースを選ぶ
③視線は足もとではなく正面に向ける
④気になるものを見つけたらピントを合わせる
⑤見たいものがあれば立ち止まってもよい

①は早歩きをしたほうが有酸素運動の効果が高まるからです。
②はマンネリ化を避けるため、異なるコースを用意しておくこと。最低でも3コースくらいほしいところです。そして同じコースを2日続けて歩かないようにします。
③は姿勢よく歩き、視線が遠くに向けられるようにします。広い視野を意識して歩くようにすれば、足元の障害物にも気付きやすくなります。
④は道ばたの花や気になる建物を見つけたら、どんなものかしっかりピントを合わせて見ること。そうすることで、目も脳も鍛えられます。
⑤は④のように見たいものがあったら、立ち止まってしっかり見てよいということ。その後は、また早歩きに戻ります。小分けに歩いても有酸素運動の効果は変わりません。

視力回復ウォーキングのやり方

④気になるものを見つけたらピントを合わせる

季節の花など興味があるものを見つけたら、そこに目を向けてピントを合わせてみよう

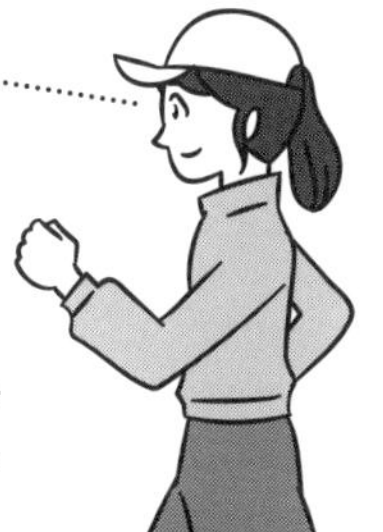

①基本は少し息が上がるくらいの早歩き

普通の散歩よりもちょっとだけ早歩きを意識。疲れたらゆっくり歩いてかまわない

③視線は足もとではなく正面に向ける

背筋を伸して正しい姿勢で歩けば、目は自然に正面を向く。視線はできるだけ遠くに

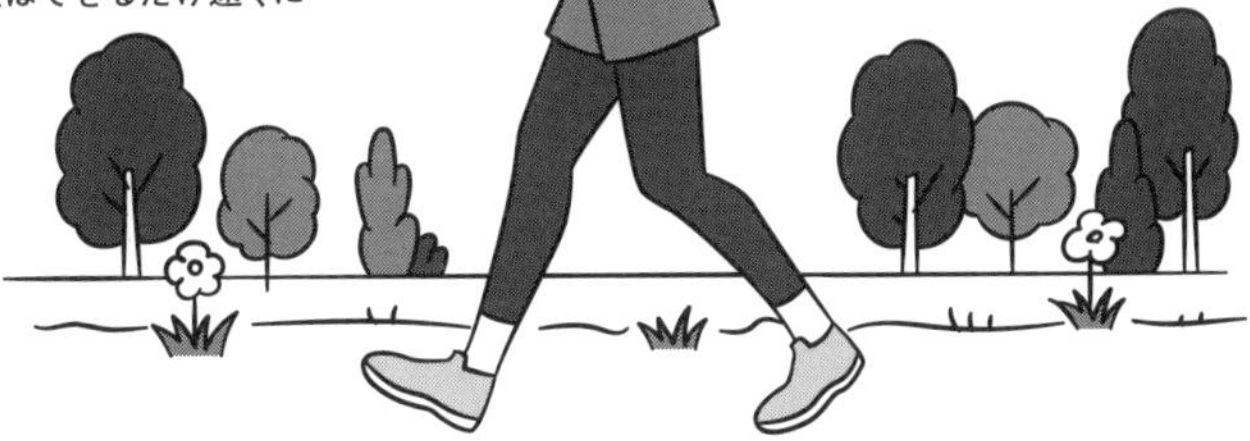

②できるだけたくさんのコースを選ぶ

ウォーキング用のコースはいろいろあったほうが飽きない。目的地は同じでも別のコースがあるとよい

⑤見たいものがあれば立ち止まってもよい

よく見たいものがあれば立ち止まって、ゆっくり見てもかまわない。そして再び早歩きに戻る

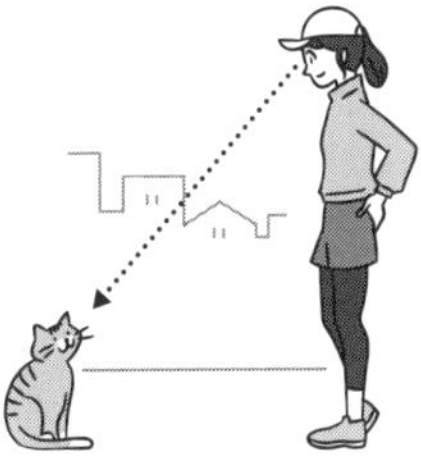

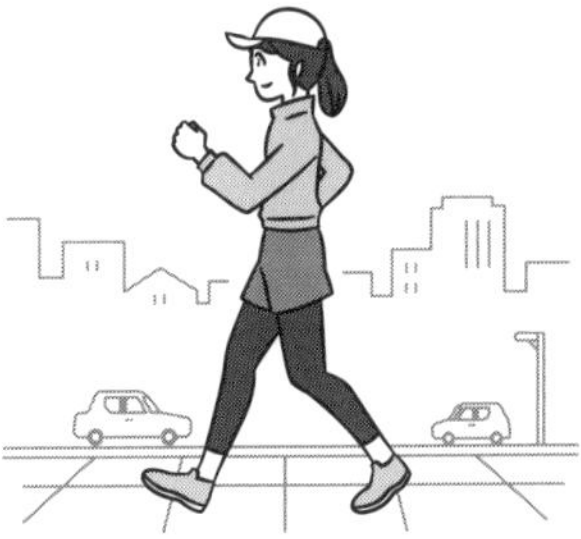

◎ウォーキング時の紫外線対策のポイント

ウォーキングをするときは、紫外線対策をしっかり行ってください。日差しが強ければサングラスがベストですが、透明なメガネでもUVカット機能が付いているなら紫外線対策はできます。普段かけている近視のメガネにUVカット機能が付いていれば、それをかけていれば問題ありません。

ただプロローグで述べましたが、安価なサングラスの中にはUVカット機能が付いていないものもあります。サングラスを購入するときには必ず確認してください。度の入っていない伊達メガネでもUVカット機能が付いていれば大丈夫です。

あるいは日に陰ができるようなつばのある帽子をかぶるのもよいでしょう。キャップのつばを後ろにしてかぶる人がいますが、あれでは効果がありません。

女性がよくかぶっているサンバイザーでもよいと思います。顔が日焼けするのを防ぐ効果も期待できます。

ただ帽子やサンバイザーをしていても、横から光が入ってくることもあります。万全を期すなら、UVカット付きのサングラスやメガネをして、日焼け防止のためにサンバイザーを利用すれば完璧でしょう。

スマホを見るときは意識してまばたき

現代人の生活には欠かせないスマホですが、目への負担を減らすには使い方のコツがあります。

一番大事なことは、何度もいっているように距離をとること。集中していると、つい画面との距離が近くなってしまいますが、スマホを使用しているときは、できだけ距離をとることを心がけてください。

距離が近くなりやすいという意味で、自宅で寝ころがってスマホを見るのはよくありません。イスに座って、しっかり距離をとって見るようにしましょう。

目の負担を減らすスマホの使い方のもう1つのコツは、意識してまばたきするということです。

私たちは普通の生活をしていると、1分間に10～20回ほどまばたきをしています。それが、スマホを集中して見ているときは、6～7回に減ってしまうのです。まばたきの回数が減ると、涙の分泌が少なくなって、ドライアイになりやすいので、ここは意識してまばたきをするようにしましょう。

なおスマホを例にしましたが、パソコンやタブレットでも同じです。しっかり距離をとって、意識的にまばたきすることを忘れないでください。

ストレッチでリラックス

スマホやパソコンを長時間使用していると、「肩がこる」と訴える人がいます。肩こりは首まわりの血流が悪くなって起こるのですが、肩こりを自覚していない人でも、血流が悪化している可能性があります。

首まわりの血流が悪くなると、頭部の血流も悪化します。当然、目の血流も悪くなってきます。

ですから、スマホやパソコンを使った後は、首や肩のストレッチをすることをおすすめします。首や肩の緊張した筋肉がほぐれることによって、目の血流もよくなるでしょう。

首と肩のストレッチのやり方

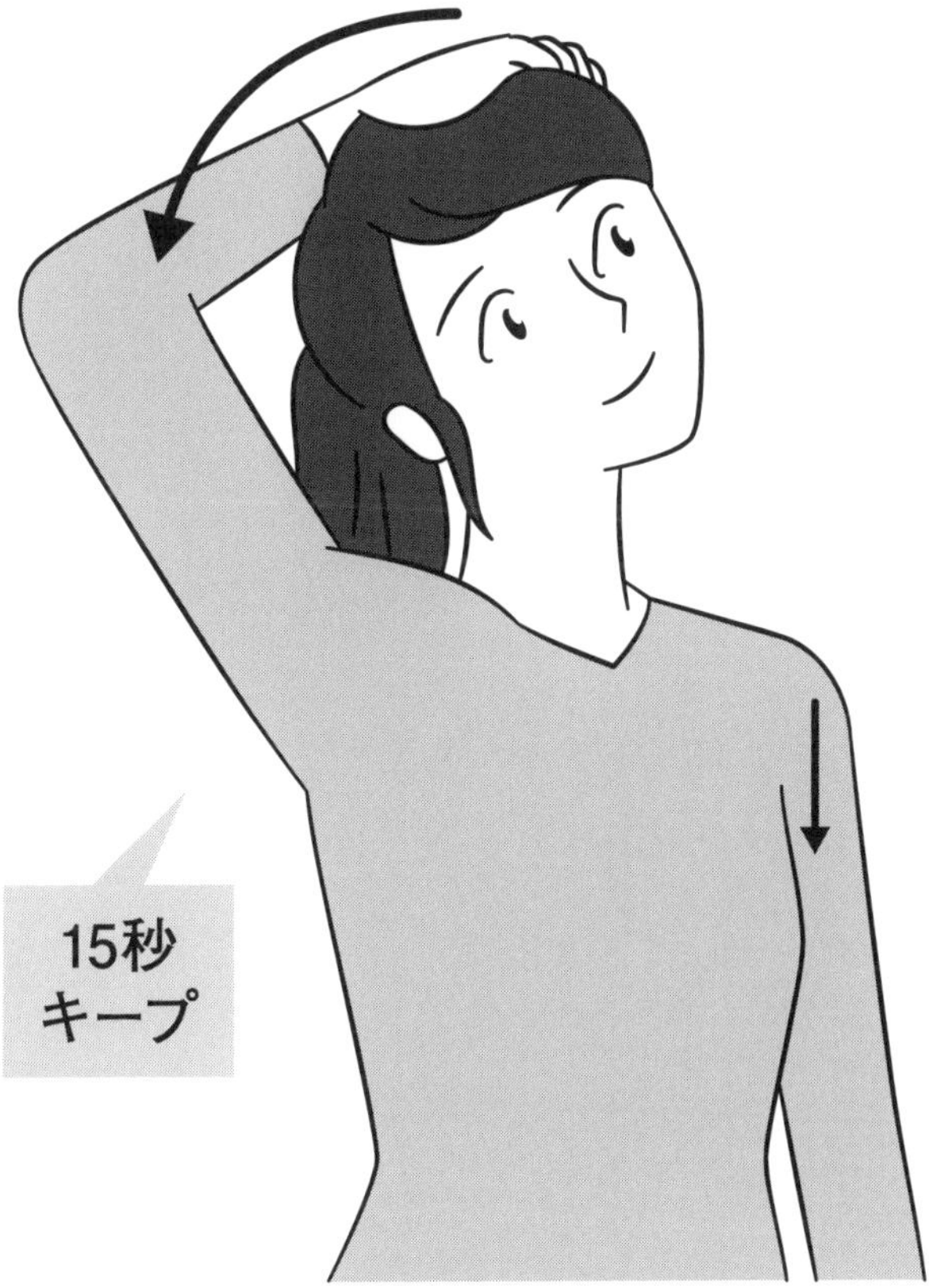

右手で左側頭部を持つようにして、
右斜め前に倒し、15秒くらいキープ
する。反対側も同じように行う

緊張した首や肩の筋肉がほぐすのは、リラックス効果もあるので、自律神経のバランスもよくなります。

◎朝イチ目薬のすすめ

目が覚めたとき、目に痛みを感じる人がいます。目が乾燥していることが原因です。寝ているときは目をつぶっているので、乾燥していないと思いがちですが、実は朝方が一番乾燥しています。

なぜかというと、涙はまばたきをすることによって分泌されるからです。そのため、睡眠中は涙の分泌が少なくなります。

そして朝一番に目を開けるときは、一番乾燥した状態になっているので、元気にパッと目を開くと、角膜など目の表面を傷つけてしまうことがあるのです。

毎朝起きるたびに目に痛みを感じるような人もいるのですが、そういう人には、起きる前に、ベッドの中で目をつぶったまま目薬を点すようにアドバイスしています。枕元に目薬を置いておき、起きたら手探りで目薬を探して点眼するのです。

目をつぶっていると目薬が入らないと思われがちですが、水分ですから目の中にちゃんと入ってきます。

そこまでひどくない人でも、目を開いてすぐ目薬を点すのはよい習慣だと思います。起床時の目の乾燥が気になる人に「朝イチ目薬」はおすすめです。

目薬は1カ月で使いきる

目薬はひんぱんに点すものではないと思っている人もいますが、そんなことはありません。目のケアのために目薬を活用するのはよいことです。

それも高価な目薬である必要はありません。防腐剤無添加の市販の目薬であれば、ドラッグストアで売っている一番安い値段の商品で十分です。

値段の高い目薬には、いろんな有効成分が入っているものが多いのですが、液剤には有効成分が入れにくいので、目薬に入っている有効成分は実はほんのわずかです。

そんな理由もあり、安い目薬でも効果はたいして変わりません。ただ新しい目薬を使い始めたら1カ月で効果がなくなると思ってください。

患者さんで、点眼口が汚れているような古い目薬を持ち歩いている人がいますが、そんな目薬はばい菌を点しているようなものです。もったいないと思わず、目薬が残っていても1カ月たったら捨てて、新しいものを購入してください。

点眼のしかたで効果が倍増

眼科で処方される薬のほとんどは目薬です。でも目薬を正しく点せている人は意外に少ないのです。

緑内障の進行を防ぐには、眼圧を下げる目薬が欠かせません。でも目薬の点し方が悪いと眼圧が十分に下がりません。目薬の点し方ひとつで眼圧を下げる効果は2倍くらい違ってきます。ですから、患者さんには必ず点し方の指導をしています。

正しい点し方が大事なのは緑内障の目薬だけに限りません。プロローグでお話ししたように、点した後に目をパチパチさせるような点し方では効果が得られません。

左ページに、正しい目薬の点し方をイラストで示しましたので、しっかりマスターしておいてください。

正しい目薬の点し方

①

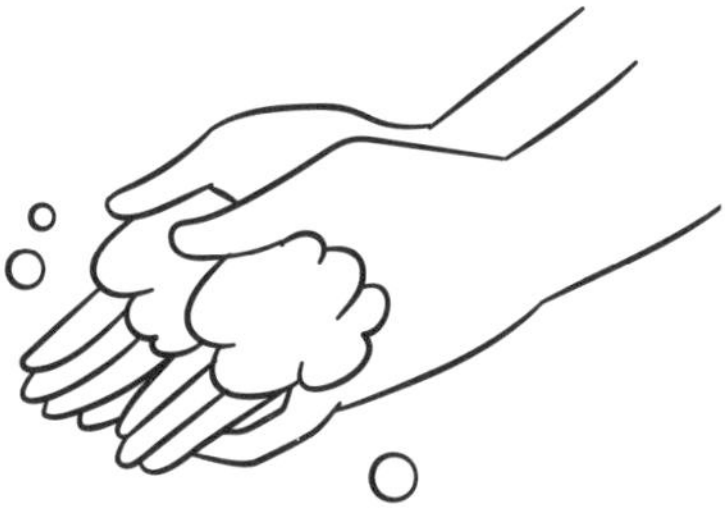

感染症を防ぐため、目薬を点す前にせっけんで手をきれいに洗う

②

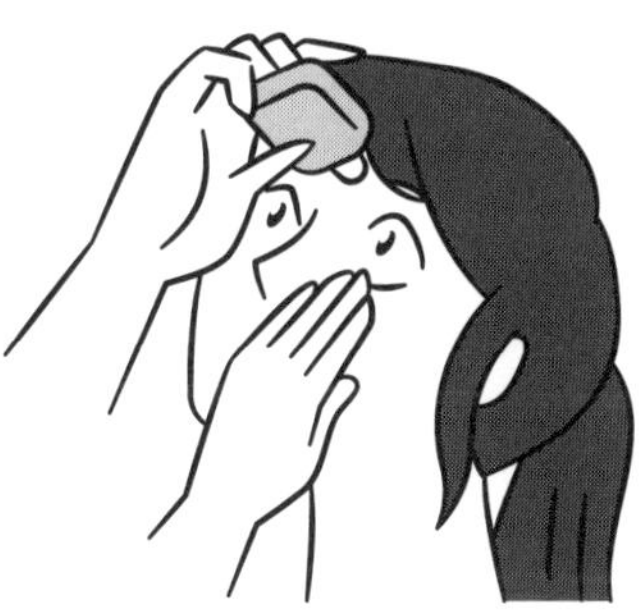

下まぶたを軽く引いて目薬を点す

③

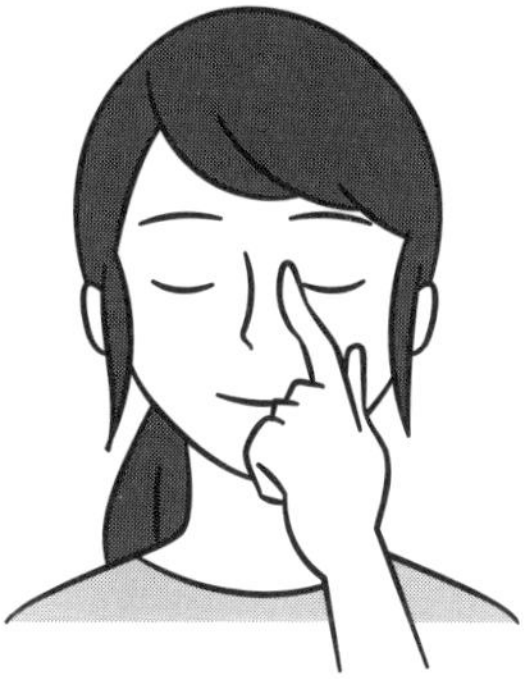

目薬を点したら、まぶたを軽く閉じ、目頭を人さし指で1分ほど軽く押さえる

④

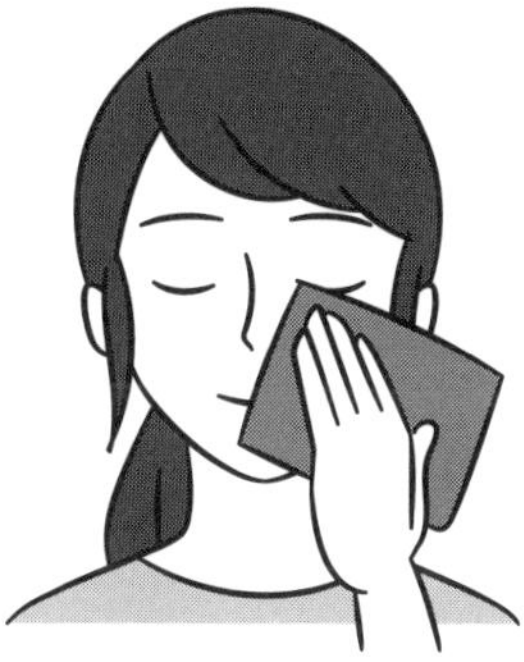

目薬があふれたときは、きれいなティッシュペーパーで拭きとる

平松 類（ひらまつ・るい）

二本松眼科病院副院長。1978年、愛知県田原市出身、筑波大学附属駒場高校卒業後、昭和大学医学部を卒業・同大学院卒業となり医学博士。テレビ・ラジオなどの出演多数。著書累計100万部以上。Yahoo!ニュース公式コメンテーター、日経Gooday連載中。わかりやすい医療情報提供、多くの著書等メディア活動も積極的に行い健康の増進に努める。YouTubeでは「眼科医平松類チャンネル」として22万人以上の登録者数となっている。『自分でできる！人生が変わる　緑内障の新常識』（ライフサイエンス社）など著書多数。

名医が教える 新しい目のトリセツ

2024年2月2日　初版第一刷発行

著　者　平松 類
発行者　三輪浩之

発行所　株式会社エクスナレッジ
〒106-0032　東京都港区六本木7-2-26
https://www.xknowledge.co.jp/
問合先　編集 TEL.03-3403-6796　FAX.03-3403-0582
販売 TEL.03-3403-1321　FAX.03-3403-1829
info@xknowledge.co.jp